面向人民健康
提升健康素养

相约健康百科丛书

面向人民健康
提升健康素养

相约健康百科丛书

康养康复系列

慢性阻塞性肺疾病康复怎么办

主编 高占成 陈亚红

人民卫生出版社
·北京·

陈竺院士
说健康

总 序

　　人民健康是现代化最重要的指标之一，也是人民幸福生活的基础。党的二十大报告明确到 2035 年建成健康中国。社会各界，尤其是全国医疗卫生工作者，要坚持以人民为中心的发展思想，把保障人民健康放在优先发展的战略位置，加快推进健康中国建设，全方位全周期保障人民健康，为实现"两个一百年"奋斗目标、实现中华民族伟大复兴的中国梦打下坚实的健康基础，为共建人类卫生健康共同体作出应有的贡献。

　　为助力健康中国建设，提升人民健康素养，人民卫生出版社（以下简称"人卫社"）联合相关学（协）会、平台、媒体共同策划，整合各方优势、创新传播途径，打造高质量的纸数融合立体化传播健康知识普及出版物《相约健康百科丛书》（以下简称"丛书"）。丛书通过图书、新媒体、互联网平台等全媒体，努力为人民群众提供全生命周期的健康知识服务。在深入了解丛书的策划方案、组织管理和工作安排后，我欣然接受了邀请，担任丛书专家指导委员会主任委员，主要基于以下考虑。

　　建设健康中国，人人享有健康。党的十八大以来，以习近平同志为核心的党中央一直高度重视、持续推动健康中国建设。2016 年党中央、国务院印发的《"健康中国 2030"规划纲要》指出，推进健康中国建设，是全面建成小康社会、基本实现社会主义现代化的重要基础，是全面提升中华民族健康素质、实现人民健康与经济社会协调发展的国家战略。健康中国的主题是"共建共享、全民健康"，共建共享是基本路径，

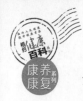

全民健康是根本目的。人人参与、人人尽力、人人享有，实现全民健康，需要全社会共同努力。党的二十大对新时代新征程上推进健康中国建设作出新的战略部署，赋予了新的任务使命，提出"把保障人民健康放在优先发展的战略位置，完善人民健康促进政策"。丛书建设抓住了健康中国建设的核心要义。

提升健康素养，需要终身学习。健康素养是人的一种能力：它能够帮助个人获取和理解基本的健康信息和服务，并能运用其作出正确的判断和决定，以维持并促进自己的健康。2008年1月，卫生部发布《中国公民健康素养——基本知识与技能（试行）》，首次以政府文件的形式界定了居民健康素养，我很高兴签发了这份文件。此后，我持续关注该工作的进展和成效。经过多年的不懈努力，我国健康素养促进工作蓬勃发展，居民健康素养水平从2009年的6.48%上升至2021年的25.4%，人民健康状况和基本医疗卫生服务的公平性、可及性持续改善，主要健康指标居于中高收入国家前列，为以中国式现代化全面推进中华民族伟大复兴奠定了坚实的健康基础。健康素养需要持续地学习和养成，丛书正是致力于此。

健康第一责任人，是我们自己。2019年12月，十三届全国人大常委会第十五次会议通过了《中华人民共和国基本医疗卫生与健康促进法》，该法第六十九条提出"公民是自己健康的第一责任人，树立和践行对自己健康负责的健康管理理念，主动学习健康知识，提高健康素养，加强健康管理。倡导家庭成员相互关爱，形成符合自身和家庭特点的健康生活方式。"从国家法律到健康中国战略，都强调每个人是自己健康的第一责任人。只有人人都具备了良好的健康素养，成为自己健康的第一责任人，健康中国才有了最坚实的基础。丛书始终秉持了这一理念，能够切实帮助读者承担起自己的健康责任。

接受丛书编著邀请后，我多次听取了丛书工作委员会和人卫社的汇报，提出了一些建议，并录制了"院士说健康"视频。我很高兴能以此项工作为依托，为人民健康多做些有意义的工作。丛书工作委员会和人卫社的同仁们一致认为，这件事做好了，对提高国民特别是青少年健康素养意义重大！

2022年11月，在丛书启动会议上，我提出丛书建设要做到心系于民、科学严谨、质量第一、无私奉献四点希望。2023年9月，丛书"健康一生系列"正式出版！丛书建设者们高度负责、团结协作，严谨、创新、务实地推进丛书建设，让我对丛书即将发挥的作用充满了信心，也对健康科普工作有了更多的思考。

一是健康科普工作需把社会责任放在首位。丛书为做好顶层设计，邀请一批院士担任专家指导委员会的成员。院士们的本职工作非常繁忙，但他们仍以极高的热情投入丛书建设中，指导把关、录制视频，担任健康代言人，身体力行地参与健康科普工作。全国广大医务工作者也要积极行动起来，把社会责任放在首位，践行习近平总书记提出的"科技创新、科学普及是实现创新发展的两翼"之工作要求，把健康科学普及放在与医药科技创新同等重要的位置，防治并重，守护人民健康。

二是健康科普工作应始终心系于民。健康科普需要找准人民群众普遍关心的健康问题，有针对性地开展工作，方能事半功倍。丛书每一个系列都将开展健康问题征集活动，"健康一生系列"收集了两万余个来自大众的健康问题，说明人民群众的健康需求是旺盛的，对专家解答是企盼的。丛书组织专家对这些问题进行了认真的整理、分析和解答，并在正式出版前后组织群众试读活动，以不断改进工作，提升质量，满足人民健康需求，这些都是服务于民的重要体现。丛书更是积极尝试应用新

技术新方法，为科普传播模式创新赋能，强化场景化应用，努力探索克服健康科普"知易行难"这个最大的难题。

三是健康科普工作须坚持高质量原则。高质量发展是中国式现代化的本质要求之一。健康科普工作事关人民健康，须遵从"人民至上、生命至上"的理念，把质量放在最重要的位置，以人民群众喜闻乐见的方式，传递科学的、权威的、通俗易懂的健康知识，要在健康科普工作中塑造尊重科学、学习科学、践行科学之风，让"伪科学""健康谣言""假专家"无处遁形。丛书工作委员会、各编委会坚持了这一原则，将质量要求落实到每一个环节。

四是健康科普工作要注重创新。不同的时代，健康需求发生着变化，健康科普方式也应与时俱进，才能做到精准、有效。丛书建设模式创新也是耳目一新，比如立足不同的应用场景，面向未来健康需求的无限可能，设计了"1+N"的丛书系列开放体系，成熟一个系列就开发一个；充分发挥专业学（协）会和权威专家作用，对每个系列的分册构建进行充分研讨，提出要从健康科普"读者视角"着眼，构建具有中国特色的国民健康知识体系；精心设计各分册内容结构和具有中华民族特色的系列 IP 形象；针对人民接受健康知识的主要渠道从纸媒向互联网转移的特点，设计纸数融合图书与在线健康知识问答库结合，文字、图片、视频、动画等联动的全媒体传播模式，全方位、全媒体、全生命周期服务人民健康等。

五是健康科普工作需要高水平人才队伍。人才是所有事业的第一资源。丛书除自身的出版传播外，着眼于健康中国建设大局，建立编写团队组建、遴选与培养的系列流程，开展了编写过程和团队建设研究，组建来自全国，老、中、青结合的高水平编者团队，且每个分册都通过编写过程的管理努力提升作者的健康科普能力。这项工作非常有意义。希望未来，越来越多的卫生健康工作者能以高度的社会责任感、职业使命感，以无私奉献的精神参与到健康科普工作中，以更多更好的健康科普精品，服务人民健康。

衷心希望，通过驰而不息的建设，丛书能让健康中国、健康素养、健康第一责任人的理念深入人心，并转化为建设健康中国的重要动力，成为国民追求和促进健康的重要支撑。

衷心希望，能以大型健康科普精品丛书为依托，培养一支高水平的健康科普作者队伍，增强文化自信的建设力量，从而更好地为中华民族现代文明贡献健康力量。

衷心希望，读者朋友们积极行动起来，认真汲取《相约健康百科丛书》中的健康知识，把它们运用到自己的生活里，让自己更健康，也为健康中国建设作出每个公民的贡献！

中国红十字会会长

中国科学院院士

丛书专家指导委员会主任委员

2023 年 7 月

出版说明

健康是幸福生活最重要的指标，健康是 1，其他是后面的 0，没有 1，再多的 0 也没有意义。提升健康素养，是提高全民健康水平最根本、最经济、最有效的措施之一。党的二十大报告要求，加强国家科普能力建设，深化全民阅读活动。习近平总书记指出，科技创新、科学普及是实现创新发展的两翼，要把科学普及放在与科技创新同等重要的位置。在这一重要指示精神的指引下，人民卫生出版社（以下简称"人卫社"）努力探索让科学普及这"一翼"变得与科技创新同样强大，进而助力创新型国家建设。经过深入调研，团结广大医学科学家、健康传播专家、学（协）会、媒体、平台，共同策划出版《相约健康百科丛书》（以下简称"丛书"）。

为了帮助读者更好地了解和使用丛书，特将出版相关情况说明如下。

一、丛书建设目标

丛书努力实现五个建设目标，即：高质量出版健康科普精品，培养优秀的健康科普团队，创新数字赋能传播模式，打造知识共建共享平台，最终提升国民健康素养，服务健康中国行动落实和中华民族现代文明建设。

二、丛书体系构建

1. 丛书各系列分册设计遵从人民至上的理念，突出读者健康需求和

视角。各系列的分册设计经过多轮专家论证、读者健康需求调研，形成从读者需求入手进行分册设计的共识，更好地与读者形成共鸣，让读者愿意读、喜欢读，并能转化为自身健康生活方式和行为。

比如，丛书第一个系列"健康一生系列"，既不按医学学科分类，也不按人体系统分类，更不按病种分类，而是围绕每个人在日常生活中会遇到的健康相关问题和挑战分类。这个系列分别针对健康理念养成，到人生面临的生、老、病问题，再到每天一睁眼要面对的食、动、睡问题，最后到更高层次的养、乐、美问题，共设立 10 个分册，分别是《健康每一天》《健康始于孕育》《守护老年健康》《对疾病说不》《饮食的健康密码》《运动的健康密码》《睡眠的健康密码》《中医养生智慧》《快乐的健康密码》和《美丽的健康密码》。

2. 丛书努力构建从健康知识普及到健康行为指导的全生命周期全媒体的健康知识服务体系。依靠权威学（协）会和专家的反复多次研究论证，从读者的健康需求出发，丛书构建了"1+N"系列开放体系，即以"健康一生系列"为"1"；以不同人群、不同场景的不同健康需求或面临的挑战为"N"，成熟一个系列就开发一个系列。"主动健康系列""应急急救系列""就医问药系列""康养康复系列"，以及其他系列将在"十四五"期间陆续启动和出版。

3. 丛书建设有力贯彻落实"两翼论"精神，推动健康科普高质量创新发展。丛书除自身的出版传播外，还建立编写团队组建、遴选与培养的系列流程，开展了编写过程和团队建设研究，组建来自全国，老、中、青结合的高水平编者团队，并通过编写过程的管理努力提升作者的健康科普能力。丛书建设部分相关内容还努力申报了国家"十四五"主动健康和人口老龄化科技应对重点专项；以"《相约健康百科丛书》策划出版为基础探索全方位、立体化大众科普类图书出版新模式"为题，成功获得人卫研究院创新发展研究项目支持。

三、丛书创新特色

1. 体现科学性、权威性、严谨性。为做好丛书的顶层设计、项目实施和编写出版工作，保障科学性，成立丛书专家指导委员会、工作委员会和各分册编委会。

第十二届、十三届全国人大常委会副委员长，中国红十字会会长陈竺院士担任丛书专家指导委员会主任委员，国家卫生健康委员会副主任李斌、中国计划生育协会常务副会长于学军、中华预防医学会名誉会长王陇德院士、中国健康促进基金会荣誉理事长白书忠等担任副主任委员，三十余位院士应邀担任委员。专家们积极做好丛书顶层设计、指导把关工作，录制"院士说健康"视频，审阅书稿，甚至承担具体编写工作……他们率先垂范，以极高的社会责任感投入健康科普工作，为全国医务工作者参与健康科普工作树立了榜样。

人民卫生出版社、中国健康促进基金会、中国计划生育协会、中华预防医学会、中国科普研究所、全国科学技术名词审定委员会、健康报社、新华网客户端《新华大健康》等机构负责健康科普工作的领导和专家组成了丛书工作委员会，并成立了丛书工作组，形成每周例会、专题会、组建专班等工作机制，确保丛书建设的严谨性和高质量推进。

各系列各分册编委会均由相关学（协）会、医学院校、研究机构等领域具有卓越影响力的专家组成。专家们面对公众健康需求迫切，但优秀科普作品供给不足、科普内容良莠不齐的局面，均以极大的热忱投入丛书建设与编写工作中，召开编写会、审稿会、定稿会等各类会议，对架构反复研究，对内容精益求精，对表达字斟句酌，为丛书的科学性、

权威性和严谨性提供了可靠保证。

2. 彰显时代性、人民性、创新性。习近平总书记在文化传承发展座谈会上发表重要讲话，强调"在新的起点上继续推动文化繁荣、建设文化强国、建设中华民族现代文明，是我们在新时代新的文化使命"。丛书以"同中国具体实际相结合、同中华优秀传统文化相结合"理念为指导，彰显时代性、人民性、创新性。

丛书高度重视调查研究工作，各个系列都会开展面向全社会的问题征集活动，并将征集到的问题融入各个分册。此外，在正式出版前后都专门开展试读工作，以了解读者的真实感受，不断调整、优化工作思路和方法，实现内容"来自人民，根植人民，服务人民"。

在丛书整体设计和 IP 形象设计中，力求用中国元素讲好中国健康科普故事。丛书在全程管理方面始终坚持创新，在书稿撰写阶段，即采用人卫投审稿平台数字化编写方式，从源头实现"纸数融合"。在图书编写过程中，同步建设在线知识问答库。在图书出版后，实现纸媒、电子书、音频、视频同步传播，为不同人群的不同健康需求提供全媒体健康知识服务。

3. 突显全媒性、场景性、互动性。丛书采取纸电同步方式出版，读者可通过数字终端设备，如电脑、手机等进行阅读或"听书"；同时推出配套数字平台服务，读者可通过图书配套数字平台搜索健康知识，平台将通过文字、语音、直播等形式与读者互动。此外，丛书通过对内容的数字化、结构化、标引化，建立与健康场景化语词的映射关系，构建场景化知识图谱，利用人们接触的各类健康数字产品，精准地将健康知识推送至需求者的即时应用现场，努力探索克服健康科普"知易行难"这个最大的难题。

四、丛书的读者对象、内容设计和使用方法

参照《中国公民健康素养 66 条》锁定的目标人群，丛书读者对象定为接受九年义务教育及具备以上文化水平的人群，采用问答形式编写，重点选择大众日常生活中"应知道""想知道""不知道"和"怎么办"的问题。丛书重在解决"怎么办"，突出可操作性，架起大众对"预防为主"和"一般健康问题"从"为什么"到"怎么办"的桥梁，助力从"以治病为中心"向"以健康为中心"转变。

丛书是一套适合普通家庭阅读、查阅和收藏的健康科普书，覆盖日常生活中会遇到的常见健康问题。日常阅读，可以有效提升健康素养；遇到健康问题时查阅对应内容，可以达到答疑解惑、排忧解难的目的。此外，丛书还配有丰富的富媒体资源，扫码观看视频即可接收来自专家针对具体健康问题的进一步讲解。

《庄子·内篇·养生主》提醒我们："吾生也有涯，而知也无涯，以有涯随无涯，殆已！"如何有效地让无穷的医学知识转化为有限的健康素养，远远不止"授人以渔"这么简单，这需要以大型健康科普精品出版物为依托，培养一支高水平的健康科普作者队伍；需要积极推进相关领域教育、科技、人才三位一体发展，大力弘扬科学精神和科学家精神；还需要社会各界积极融健康入万策，并在此基础上努力建设健康科学文化，增强文化自信的建设力量，从而更好地为中华民族现代文明建设贡献健康力量。

衷心感谢丛书建设者们和读者们的大力支持，让我们共同努力，为健康中国建设和中华民族现代文明建设作出力所能及的贡献。

丛书工作委员会

2023 年 7 月

前　言

　　全民健康是《"健康中国2030"规划纲要》的主要战略目标，其中健康管理、健康教育是建设健康中国基本路径的重要组成部分。而普及健康知识，提高全民健康素养水平，是维系健康，减轻自身、家庭和社会疾病负担根本、有效、经济的措施之一。

　　呼吸系统疾病，诸如肺炎、哮喘、慢性阻塞性肺疾病（简称"慢阻肺病"）等都是困扰人们健康的常见疾病，其中肺炎和哮喘等呼吸系统疾病是因自身固有的易感因素（与遗传相关），或是被周边患病者感染而发病的，患者往往难以避免。而慢阻肺病则主要是由吸烟或暴露于生物燃料等环境因素所致，是可防可控的，可以通过不吸烟、戒烟或有效的防护措施避免其发生或加重。一旦患上慢阻肺病，除及时戒烟和给予有效治疗外，康复训练也是保障和恢复患者活动能力、恢复肺功能状态、延长病程急性发作间期、延缓疾病进展的重要手段。

　　《相约健康百科丛书——慢性阻塞性肺疾病康复怎么办》分别从什么是慢阻肺病、怎么诊断和治疗、生活中如何注意、如何进行康复锻炼、容易合并哪些疾病五个方面进行解答，其内容以临床、生活实景问题为导向和切入点，通过"专家说""健康加油站""健康术语"等多个方面由浅入深地阐述慢阻肺病的临床表现、诊断过程、治疗措施和主动康复策略，总结了慢阻肺病的常见症状、肺功能和胸部影像

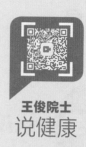

王俊院士
说健康

异常等特点，步步诱思，层层递进，体现"生动、实用又不失规范"的特色。本书真实展现了慢阻肺病发生、发展和演进的全过程，为患者正确认识疾病、掌握疾病的相关知识提供正确答案，使患者在疾病康复、就医问药过程中由被动转为主动，成为提供主动康复康养的重要指引。期待本书出版后能成为慢阻肺病患者和相关人员了解慢阻肺病康复知识的良师益友。

本书的编写成员来自全国近 20 家三级甲等医院的知名专家和中青年骨干，在编写过程中，也得到了呼吸与危重症医学界同行们的大力支持和帮助，他们提出了许多真知灼见，使本书内容更加丰富。在此对大家的辛勤劳动致以真诚的感谢。本书难免有错漏不当之处，希望读者多提建议，以便及时勘误改正。

高占成　陈亚红
2024 年 4 月

目 录

第一章　认识慢性阻塞性肺疾病

第二章　患慢性阻塞性肺疾病该怎么治疗

第三章 慢阻肺病患者日常生活中的 注意事项

第四章　慢性阻塞性肺疾病患者怎么进行康复锻炼

一　慢性阻塞性肺疾病的呼吸康复　　　172

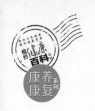

二　慢性阻塞性肺疾病的运动康复   190

第五章 慢性阻塞性肺疾病患者容易合并哪些疾病

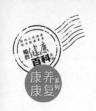

第一章

认识慢性阻塞性肺疾病

一

慢性阻塞性
肺疾病的诊断

1. 为什么会患慢阻肺病

慢性阻塞性肺疾病（chronic obstructive pulmonary diseases, COPD），简称"慢阻肺病"，是一种以"咳、痰、喘"等症状为特征的疾病，它是由于支气管或肺泡发生异常所导致的呼气不通畅。慢阻肺病是外在因素和内在因素共同作用的结果。最主要的外在因素是吸烟，其次是室内外空气污染产生的有毒颗粒物和气体，以及特殊职业人群长期接触粉尘或者有害气体。内在因素指患者个人的易感因素，包括家族遗传、肺部生长发育问题、早年的呼吸道感染和长期慢性感染，以及哮喘、结核病史等。

关键词

吸烟 环境 个体因素

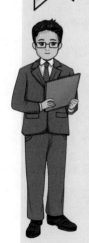

专家说

慢阻肺病，究竟"阻"在哪里

在了解慢阻肺病之前，我们需要知道人的肺部结构是什么样的，慢阻肺病，究竟"阻"在哪里。

支气管和肺泡就像一条主管道分出两个分支（支气管），连接着两串气球（肺泡），人在呼吸的时候，空气从管道进出，气球发生膨胀和收缩。慢阻肺病患者的"管道"并不通畅，气流不能顺利进出，尤其是在呼气过程中，吸入肺内的空气在气道内呼出时受到限制，呼出气体流速下降，导致吸入肺内的气体不能完全被呼出，久而久之，肺内滞留多余气体，引发肺气肿。受吸烟等因素影响，肺泡弹性会有不同程度的下降，无法正常膨胀和收缩。

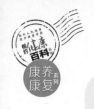

慢阻肺病最主要的危险因素是什么

大量研究证实，引起慢阻肺病最主要的危险因素是吸烟。吸烟者发生慢阻肺病的风险是不吸烟者的 3 倍。半数以上的吸烟者最终会发展为慢阻肺病，而且吸烟时间越长、吸烟量越多的人患病风险越大。

烟草烟雾中的有害颗粒或气体，可引起呼吸道内炎症反应的发生，以及肺内各种物质组分的紊乱，从而造成痰液增多，堵塞气道，以及造成支气管和肺泡的结构发生破坏改变。被动吸二手烟也可以导致呼吸道症状及慢阻肺病的发生。孕妇吸烟会影响子宫内胎儿生长和胎儿肺的发育，导致胎儿出生低体重等异常，并且在成人后发生肺炎和慢阻肺病的概率增加。

什么样的人群容易患慢阻肺病

除了吸烟这个最重要的危险因素外，外在因素中还包括暴露于空气污染中的颗粒物质和有害气体，包括细颗粒物（particulate matter 2.5，PM2.5），二氧化硫，二氧化氮，臭氧和一氧化碳等。同时，职业性粉尘，包括二氧化硅、煤、棉尘等，浓度过大或长时间接触，也会导致慢阻肺病的发生。

内在因素中，年龄是一个重要危险因素，年龄越大，越容易患慢阻肺病。肺部先天发育不良，以及有哮喘、结核病史的人群是慢阻肺病的易患人群。同时，长年的慢性炎症以及儿童时期的感染也会增加患病的风险。

（马冠洲）

2. 为什么出现**咳嗽、胸闷**等症状，被医生怀疑患了慢阻肺病

关键词

咳嗽 咳痰 呼吸困难

慢阻肺病患者主要症状是慢性咳嗽、咳痰和呼吸困难，其中咳嗽、咳痰多在疾病早期出现，后期则以呼吸困难为主要表现。急性加重期的主要症状是气促加重，常伴有喘息、胸闷、咳嗽加剧、痰量增多、痰液颜色和黏度改变以及发热等。

专家说

慢阻肺病患者的主要症状特点

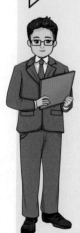

慢阻肺病的症状是随时间变化而逐渐加重的，稳定期和急性加重期的症状有所不同。在医生诊断慢阻肺病时，会全面询问并记录患者的病史、症状、既往史、吸烟史及其他危险因素暴露史等，以便做出合理的判断。慢阻肺病多于中年以后发病，寒冷季节症状会更明显，并常有反复"着凉感冒"的病史。

核心的症状可总结为"咳、痰、喘"。慢性咳嗽是慢阻肺病最常见的症状，迁延多年，以晨起和夜间为重，咳嗽也是多数患者最早出现的症状。咳痰往往伴随着咳嗽出现，一般情况下为白色黏液痰，在病情急性加重时可变为黏稠的脓痰，难以排出。气短或呼吸

困难，早期可能仅在劳动及较大活动量后出现，之后会逐渐加重，直至日常生活甚至休息时也会出现，活动后呼吸困难加重也是慢阻肺病的"标志性症状"。所以，如果一位吸烟者长期出现上述表现，就应该提高警惕，前往医院进行检查。

慢阻肺病其他并发症的表现

慢阻肺病虽然是一种以呼吸道症状为主的疾病，但是当它恶化到一定程度，也会造成心脏和血管的损伤。有一些慢阻肺病患者可能会出现下肢或全身浮肿、腹胀、食欲缺乏等症状，这些症状提示患者的心脏已经受到了慢阻肺病的影响，也就是慢性肺源性心脏病。

在重症慢阻肺病患者中，由于严重的通气功能障碍，会导致缺氧和二氧化碳潴留，出现明显的发绀和呼气不畅，严重时，还会出现行为怪异、谵妄、嗜睡甚至昏迷不醒的症状。

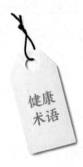

发绀

发绀是指血液中去氧血红蛋白增多使皮肤和黏膜呈青紫色改变的一种表现。这种改变常发生在皮肤较薄、毛细血管较丰富的部位，如口唇、指／趾末端等。

慢性肺源性心脏病

慢性肺源性心脏病是指由肺部、肺相关血管或胸廓的慢性病变引起肺组织结构和功能异常，致肺血管阻力增加，使右心扩张、肥大，伴或不伴有右心衰竭的心脏病。

（马冠洲）

3. 慢阻肺病可以**治愈**吗

慢阻肺病的本质是由小气道或肺泡异常所导致的持续性、进行性的气流受限，可以预防和治疗。但是通常来说，治疗的主要目标是减少症状，降低发病次数和死亡风险，但无法彻底根除。慢阻肺病里的"慢"字决定了它同糖尿病、高血压一样，并非一个疗程或者几次用药就能彻底治愈，其治疗是一个长期的日常管理控制、预防发作的过程。因此，患者不宜在感到症状缓解后自行停药，务必遵医嘱进行用药与调整。

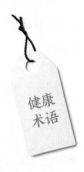

健康术语

小气道

医学上通常将内直径小于 2 毫米的细支气管称为小气道，由于没有软骨支撑，所以在呼气时因气道腔内压力降低，容易出现塌陷堵塞。

肺通气功能检测

通过对呼吸的气体容量、流速、压力等的测定，掌握气体进出肺的情况，即可判断肺的通气功能，从而了解呼吸系统器官和组织的功能状态。

关键词

日常控制 预防 缓解

专家说

慢阻肺病为什么无法彻底治愈

我们知道，医生在给患者确诊慢阻肺病时，是通过肺通气功能检测的方法来判断患者的呼出气流受限程度，慢阻肺病属于气流阻塞性疾病，在吸入支气管舒张药后，仍无法达到正常指标，故而做出诊断。患者肺功能随着疾病的进展会呈进行性下降，其原理与

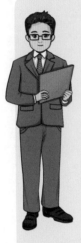

患者肺内持续存在的炎症引起小气道重构有关，即支气管管壁增厚、变形，从而导致管腔狭窄和阻塞，同时多伴有肺泡受损、弹力下降，造成"肺气肿"改变。这些改变都是不可逆转的，故而慢阻肺病不能被彻底治愈。

既然无法治愈，那么治疗的目的是什么

疾病虽不可完全逆转，但不论在病程的任何阶段，控制的意义是缓解症状，提高生活质量，尽可能降低急性加重发作的风险，减慢疾病进程，这对任何疾病而言都是同样的道理。

尽早诊断并开展治疗是为了如下目标：①有效减轻症状，缓解"咳、痰、喘"等症状，提高运动耐力和生活质量。②降低风险，预防疾病进展，预防并减少其急性加重的发作频率，减少患者死亡风险。

慢阻肺病稳定期管理涉及方方面面，包括健康教育、避免接触危险因素、药物控制，以及包括呼吸康复、氧疗、家用呼吸机、疫苗接种等非药物手段。自行停止治疗，很大可能会引起疾病反复发作、症状加重，从而影响患者的生活质量。因此，遵医嘱、不随意停止日常治疗是非常重要的一点。同时，患者定期复诊和进行肺通气功能检测，有利于医生调整用药。

（马冠洲）

4. 为什么会有
咳、痰、喘的症状

关键词

咳嗽 咳痰 喘息

"咳、痰、喘"作为慢阻肺病的核心症状，它们的出现和慢阻肺病的病理生理改变息息相关。慢阻肺病发生时，患者的支气管变狭窄甚至塌陷阻塞，可导致气流不通畅，并且敏感性增高更易受到刺激。由于气道阻塞和炎症刺激，出现呼吸困难，以及咳嗽、咳痰的症状。

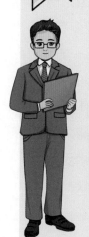

专家说

为什么会咳嗽

咳嗽是一种强烈的呼气性冲击动作，是由于有异物、炎症、刺激性气体，或者呼吸道自身分泌物，刺激分布于气道上皮里面的"感受器"，然后信号传达到中枢神经系统所引起的，支配各呼吸肌和喉肌，将肺内气体迅速加压并从突然开启的声门排出。它既是对刺激的一种反应，也是为了使气道通畅的一种自我保护机制。

在慢阻肺病患者中，气道的长期炎症、急性发作期微生物感染、黏液分泌增多、情绪焦虑等对神经系统的影响，都是引起咳嗽的因素。咳嗽是人体自我保护的动作。

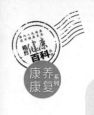

为什么会咳痰

痰与气道黏液的分泌密切相关，气道黏液是由位于气道表面的杯状细胞分泌出的黏蛋白及腺体分泌的水和其他一些化学成分组成的混合物。它本身具有润滑、吸附异物、抵御微生物、保护黏膜上皮等功能。

慢阻肺病患者由于炎症、氧化应激等刺激，腺体和杯状细胞增生，分泌过多的黏液。且慢阻肺病患者痰液中蛋白成分多，会比常人浓稠，难以咳出。排痰与气道表面一种叫作"纤毛"的结构摆动有关，长期吸烟者纤毛的运动功能受损，导致痰液难以咳出。故而患者会出现痰液增多的现象。

为什么会喘息

慢阻肺病患者主要表现为呼气困难。一方面，是因为慢性炎症久而久之会引起气道结构重塑，管壁增厚，管腔变狭窄，加之痰液分泌增多堵塞，都会造成气流通过困难。另一方面，则是香烟烟雾或长期炎症通过一系列机制破坏了肺泡的弹性，正常人在呼气时很大程度上是依赖肺的弹性回缩将气体排出肺外，而慢阻肺病患者肺弹性回缩力下降，就需要额外努力去把气体呼出来。同时，患者的气道比正常人更敏感，容易受到刺激，造成支气管上的肌肉收缩、痉挛，使气道进一步狭窄，限制气流。

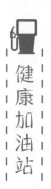

吸气困难和呼气困难各常见于哪些情况

吸气困难常见于喉或气管内异物梗阻等大气道堵塞的情况，以及胸腔大量积液、气胸等导致肺张不开的情况。呼气困难则见于包括慢阻肺病在内的各种小气道堵塞为主的疾病。

（马冠洲）

关键词

呼吸困难　活动　气道

5. 为什么慢阻肺病患者会出现
活动后呼吸困难

慢阻肺病有气道重塑、管腔狭窄、肺过度膨胀、黏液分泌增多等特点，造成气流受限，继而呼吸肌疲劳，气体交换效率降低，缺氧及二氧化碳潴留。同时，患者卧床、营养缺失等因素造成肌肉萎缩、运动能力下降、心理负担加重等，共同导致了活动后呼吸困难的发生。

专家说

活动和静息状态有何不同

在了解"活动后呼吸困难"这一症状前，要先知道活动和安静状态下有何不同。运动时，人体代谢更

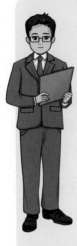

活跃，组织细胞的"内呼吸"更旺盛，各个器官和肌肉需要更多的氧气支持，产生的二氧化碳也更多，因此需要通过增加呼吸频率和幅度，满足比安静状态下产生的更大通气量，保障足够的气体交换。所以，在运动时每分钟呼吸频率会上升，每次呼吸的幅度会增大。

慢阻肺病患者活动后呼吸困难的原因

慢阻肺病患者由于气道重塑、管腔狭窄、肺过度膨胀、黏液分泌增多等特点，导致气流受限，呼气不畅，因此需要更长时间和额外的肌肉用力才能将肺内气体排出。活动时因为气体交换需求增大，呼吸频率会增快，患者还没能将上一口气完全吐出，就不得不开始吸下一口气，造成所谓的"上气不接下气"，肺内潴留的气体逐渐增多，压力变大，呼吸愈发困难。而如果为了将气体排出，强行持续使用呼气相关肌肉用力吐气，则会造成肌肉疲劳。

同时，慢阻肺病患者因为肺功能下降，大多数都存在慢性长期的缺氧和二氧化碳堆积，活动时这种情况会因人体代谢活跃而加重，组织器官（如心脏），也较正常人更容易受损。

此外，慢性气道疾病的患者，气道敏感性大多高于健康人群，活动时易受激惹，发生刺激性咳嗽及气道痉挛的概率也更大。

缺氧和二氧化碳潴留对呼吸的影响

轻度缺氧会兴奋呼吸，其发生途径是通过刺激位于颈动脉体和主动脉体这两个部位的化学感受器，它们对动脉血氧分压的降低发生感应，继而引起延髓呼吸中枢兴奋，反射性引起呼吸加深加快。而严重缺氧时则会直接抑制呼吸中枢，使呼吸减慢减弱，甚至停止。

二氧化碳会刺激呼吸，通过同时刺激中枢和外周的化学感受器，增加呼吸中枢的兴奋性，反射性地使呼吸加深加快，以排出体内潴留的二氧化碳。

（马冠洲）

6. 喘就一定是慢阻肺病吗

"喘"在医学上被称为"呼吸困难"，主观上是感觉呼吸费力，客观上表现为呼吸频率、节奏和幅度发生变化。严重时可伴随有张口呼吸、鼻翼扇动、端坐呼吸等。造成"喘"的原因多种多样，心血管疾病、呼吸系统疾病、血液系统疾病、神经系统疾病、中毒等均可有呼吸困难的表现。

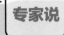

专家说 为什么呼吸困难会有这么多种可能

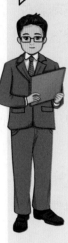

关键词

呼吸困难 心源性 肺源性

　　简单来说，呼吸就是一个"通气"（空气在肺部吸入和呼出）和"交换"（空气吸入肺部后，氧气从肺泡进入环绕肺泡的血管，二氧化碳则从血管液进入肺泡，也被称为"弥散"）的过程，进入血液的氧气，又有一个跟随血液"运输"到身体各个部分被使用的过程。呼吸的全程需要受神经系统的调控和各个肌肉的支持，整个过程任何一个环节出现异常，就对应着一类呼吸困难的原因。

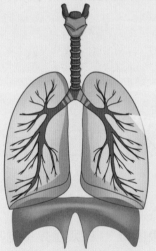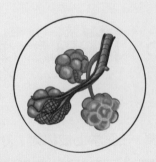

肺通气及气体交换结构示意图

常见的呼吸困难原因

　　当鼻、咽喉、气管、支气管、肺泡等出现异常时，就会出现

"通气"障碍，造成气体进出困难，如慢阻肺病、哮喘、肺癌、支气管扩张、胸腔积液、气胸等。其中上呼吸道、大气道梗阻所造成的多为吸气困难，而小气道堵塞，造成的多为呼气困难。

当"交换"功能出现异常，如病毒性肺炎、肺纤维化、心力衰竭造成的心源性肺水肿、弥漫性肺泡出血、肺动脉栓塞等，均会出现氧气无法正常在血管和肺泡中交换，引起呼吸困难。

贫血、一氧化碳中毒等，造成能够"运输"氧气的血红蛋白减少，也会导致缺氧和呼吸困难。

调控整个呼吸过程的大脑出现异常会导致呼吸节律异常或呼吸幅度降低。另外，完成呼吸过程的各个神经肌肉出现异常，如重症肌无力、膈肌损伤等，也会使呼吸发生变化，这一类被形象地称为呼吸"泵衰竭"。

（马冠洲）

7. 如何从症状判断
病情的严重程度

慢阻肺病患者的病情评估，应根据症状、肺功能下降程度、急性加重的风险，以及并发症等进行综合分析，以确定疾病的严重程度和

未来不良事件发生的风险。这里主要讲解症状严重程度的评估，一般采用问卷形式进行。

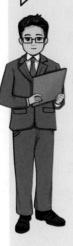

如何评估症状严重程度

一个简单的方法是通过改良版英国医学研究委员会呼吸困难问卷评估（modified medical research council dyspneaquestionnaire，mMRC），该问卷根据患者呼吸困难的程度分为以下五级。

0级：仅在剧烈运动时出现呼吸困难。

1级：平地快步走或步行爬小坡时出现气促。

2级：由于气促，平地行走时比同龄人慢或者需要停下来休息。

3级：在平地走100米左右或数分钟后需要停下来喘气。

4级：因严重呼吸困难以至于不能离开家，或者在穿衣服或脱衣服时出现呼吸困难。

这项问卷简单易懂，患者可参照自身情况进行分级，级别越高越严重。

除呼吸困难以外，更全面的是慢阻肺病患者自我评估测试（COPD assessment test，CAT），它将主要症状分为8条，每个条目后对应的数字"0~5"表示严重程度，无症状对应"0"，最严重

关键词

症状严重程度　急性加重

专家说

对应"5"，需要患者自行在认为能反映当前情况的位置上打钩，最后统计总分，分数越高表示越严重。

如何评价急性加重的风险

依据前一年的发作次数，若前一年发生 2 次及以上中重度的急性加重，或者 1 次及以上且因为慢阻肺病急性加重住院，则被认为是急性加重的高风险人群。

自行识别急性加重的征兆：近期症状突然恶化超过平时，如出现呼吸困难较平常加重，伴有喘鸣，咳嗽加剧，痰量变多、颜色变深、变黏稠等。或出现心悸、下肢浮肿、失眠、神志不清等，均提示急性加重的可能，需要及时就医，由医生建议是否需要住院或是居家治疗。

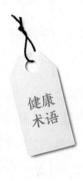

健康术语

慢阻肺病急性加重

"急性加重"定义为 14 天内发生的以呼吸困难、咳嗽或咳痰增加为特征的事件，可能伴随呼吸急促和 / 或心动过速，通常与感染、污染或其他气道损伤引起的局部和全身炎症增加有关。

（马冠洲）

8. 一个人能同时**既患慢阻肺病又患哮喘**吗

关键词

慢阻肺病合并哮喘　一秒量　一秒率

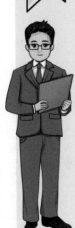

慢阻肺病和哮喘是有可能在一个人身上同时出现的，目前将这一类具有持续性气流受限，并同时有哮喘和慢阻肺病疾病特征的称为慢阻肺病重叠哮喘（asthma-COPD overlap，ACO），它并不是单一疾病的名称，而是包括不同潜在机制的不同临床表型的描述用语。既往研究显示，这类患者占慢阻肺病患者的 10%~40%，占哮喘患者的 15%~35%。与仅单一患有哮喘或慢阻肺病的患者相比，重叠的患者肺功能更差，急性加重更频繁，并发症的患病率、住院风险、死亡率都更高，生活质量更差。

专家说

慢阻肺病重叠哮喘的患者有哪些特征

这类患者，一方面存在慢阻肺病的特点：持续性的气流受限，也就是肺功能检查结果处于"及格线"以下，并有吸烟或者其他有害气体、污染物的暴露经历，胸部 CT 可能提示存在慢性支气管炎和肺气肿。

另一方面，存在哮喘的特点：疾病加重的发作性更为明显；可能有过敏相关疾病史（如过敏性鼻炎），以及一些提示机体过敏反应的检查结果；对吸入的激素类药物短期内可能有较好的反应；发病年龄常大于 40 岁，但儿童或成年早期也可发病；劳力性的呼吸困难持续存在，但变异可以很明显；急性发作也比通常的慢阻肺病更常见。

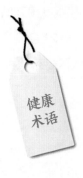

健康加油站

哪些检查或手段能帮助诊断这类人群

进行肺功能检测时，对于已确诊的慢阻肺病患者，如肺功能检查在及格线以下（吸入支气管扩张剂后一秒率<70%）但仍存在或曾经存在可逆的气流受限（吸入支气管扩张剂后一秒量改善率>12%，且绝对值升高>200毫升），以及呼出气一氧化氮测验值增高、嗜酸性粒细胞增高、既往有确诊过的过敏性疾病等，则需要考虑 ACO 的可能。对于已诊断为哮喘的患者，经过 3~6 个月规范治疗后，仍然存在肺功能提示持续气流受限、存在长期吸烟或其他有害气体或物质暴露史、胸部 CT 判断存在肺气肿以及弥散功能下降，则需要考虑 ACO 的诊断。

健康术语

一秒量
一秒量是指最大用力吸气后，用力快速呼气，第 1 秒钟内所能呼出的最大气体体积。

一秒率
一秒率是指第 1 秒钟内所能呼出的最大气体体积占所有能呼出气体体积的比例。慢阻肺病患者一秒率<70%。

（马冠洲）

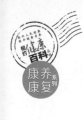

9. 听说有人患了慢阻肺病还患了 **肺纤维化**，是真的吗

关键词

肺纤维化 肺间质 弥散功能

慢阻肺病和肺纤维化虽然都会出现呼吸困难的情况，但它们是不同的疾病，具体症状虽有相似之处，但仍存在区别，且发病原因和机制不同。在慢阻肺病的临床指南中，也并未将肺纤维化作为慢阻肺病常见的并发症之一。当然，并不是说慢阻肺病患者就一定不会患肺纤维化，虽然是两个不同的疾病，但它们存在于同一个人身上的可能性仍然是有的，毕竟两种疾病有一些危险因素是共同的。那么，如何来区分呢？

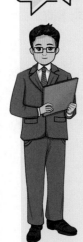

慢阻肺病和肺纤维化的概念

慢阻肺病是指气体从支气管进出肺泡不顺畅，以"通气"障碍为主。而肺纤维化，是一类以肺间质病变为主的疾病，可简单理解为肺泡和包绕肺泡的血管交界"变厚"，导致氧气从肺泡弥散到血管内的"交换"障碍，同时由于肺的柔韧性变差，使舒张变得困难而存在一部分"通气"障碍。

慢阻肺病和肺纤维化的患者特征

慢阻肺病大多由吸烟引起，同时环境污染、职业暴露和长期慢性炎症也是慢阻肺病的危险因素。肺纤维化是一大类疾病的统称，除上述常见危险因素外，还可能与风湿免疫性疾病或一些药物、中毒相关，均可能导致不同原因的纤维化，在排除各种危险因素后仍无法找到原因的被称为"特发性肺纤维化"。

慢阻肺病患者和肺纤维化患者都存在活动后呼吸困难，随着时间推移疾病都会逐渐进展，但慢阻肺病患者主要表现为呼气困难，大多伴有慢性咳嗽、咳痰；肺纤维化患者多表现为全程呼吸困难，经常伴有干咳，可能有痰也可能无痰，口唇发绀，部分患者可见杵状指。

检查结果显示，肺纤维化患者多以缺氧为主，而慢阻肺病患者既存在缺氧又存在二氧化碳潴留。胸部 CT 检查表现也不同，慢阻肺病的肺部影像表现为"肺气肿""支气管炎"改变，肺纤维化的图像则多提示"蜂窝影""网格样"改变。

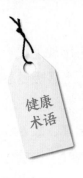

健康术语

肺间质

能充气的部位如支气管、肺泡等，称为肺实质。与之相对应的，肺实质之间的结缔组织、淋巴管、神经纤维及血管等，这些组织将肺泡与肺泡间隔开，起连结、充填、固定、营养等作用，故被称为肺间质。

（马冠洲）

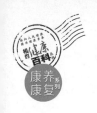

10. **支气管扩张症**和 **慢阻肺病**都会咳嗽、咳痰， 两者有什么区别

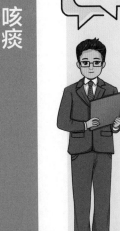

支气管扩张症是由各种原因引起的反复发生化脓性感染，导致中小支气管反复损伤和阻塞，使支气管壁结构破坏，引起支气管异常和持久性扩张。它与慢阻肺病是两个不同的疾病，不可混为一谈，但它们的症状及机制有异也有同，发生在同一位患者身上是有可能的。

专家说 支气管扩张症和慢阻肺病的区别

1. 好发人群和危险因素的区别

（1）支气管扩张症好发于既往常出现下呼吸道感染的人群，尤其是幼儿和青年时期的下呼吸道感染是其最常见的病因，肺结核患者也是支气管扩张症的好发人群；先天免疫功能异常、遗传因素、吸入性肺炎以及其他常见肺部疾病等，均是支气管扩张症可能的病因。支气管扩张症既可发于老年人，也可发于青年人群。

（2）慢阻肺病好发于中老年人，其危险因素主要是吸烟，以及室内外环境污染、职业暴露因素等。

2. 临床特征区别

（1）两者的症状虽有类似之处，但只需要抓住核心症状就可区别。慢阻肺病的核心症状是"活动后呼吸困难"，而支气管扩张症的核心症状则是"咳嗽、咳痰"，特别是脓痰，加重时还可出现痰中带血，甚至整口咯血（慢阻肺病咯血少见）。

（2）两者均可有慢性咳嗽，急性加重时或终末阶段均可有呼吸困难。

（3）支气管扩张症的患者，经常合并慢性鼻窦炎、糖尿病、变应性支气管肺曲霉菌病等，如果有这些疾病，则更需要警惕支气管扩张症的发生。

3. 检查结果及确诊依据区别　慢阻肺病的诊断依靠肺功能检查，通过"吹气"判断气流受限情况。而支气管扩张症的诊断依靠高分辨率肺部 CT，通过发现扩张的支气管影像特征来确诊。

支气管扩张症和慢阻肺病可以同时出现吗

两者并不是非此即彼的关系，是可以同时患病的。慢阻肺病侧重炎症引起肺泡损伤及小气道堵塞，造成通气功能下降，支气管扩张症则侧重气道结构改变和管腔扩张，主导运送气道内分泌物的气道黏膜表面纤毛细胞的纤毛结构受损，导致气道内潴留的分泌物无法排出。从发病机制上来说，长时间感染和继发的一系列炎症反应，会造成支气管结构改变，这种病理表现可发生于这两种疾病，故而它们存在于同一位患者身上是可能的。

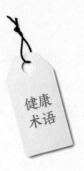

纤毛

纤毛是细胞游离面伸出的能摆动的较长的突起,具有摆动能力。呼吸道支气管大部分腔面分布着有纤毛的上皮细胞,由于纤毛的摆动,可把痰液和细菌等排出。纤毛缺陷、减少、功能异常,会使其运动异常,造成痰液清除功能障碍,这是支气管扩张症的常见病因之一。

(马冠洲)

慢性阻塞性肺疾病的
危险因素

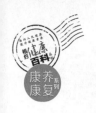

11. 什么情况下
容易发生慢阻肺病

关键词

烟雾　粉尘　遗传

　　了解某种疾病的危险因素，并尽量在生活中避免置于危险因素中，做好一定的防护措施，有助于减少疾病的发生。对于慢性呼吸系统疾病的慢阻肺病来说，了解并规避危险因素尤为重要。

专家说

慢阻肺病的危险因素分为外因和内因。

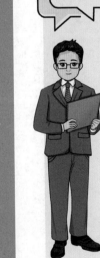

外因——外界环境因素

　　1. 香烟烟雾暴露　吸烟是目前公认的慢阻肺病最重要的危险因素。吸烟及被动吸烟均可因吸入香烟烟雾导致慢阻肺病。被动吸烟的危害不容忽视，非吸烟人群患慢阻肺病的主要因素包括二手烟的吸入。

　　2. 粉尘暴露　工作及生活环境中理化物质的吸入也是不容忽视的危险因素。环境中存在大量物理粉尘，如煤尘、铁、二氧化硅、棉尘、蔗尘等无机颗粒，吸入会导致颗粒进入呼吸道并沉积到气道、肺泡中，刺激肺泡内巨噬细胞，最终导致慢性气道炎症、慢阻肺病的发生，同时也可诱发肺内结节、肺癌、肺结核等疾病的发生。化工材料及刺激性化学物质（如烟雾、变应原、工业废气、装修材料等）的吸入，在上述物

26 | 第一章　认识慢性阻塞性肺疾病

理粉尘危害性的基础上还增加了过敏性肺炎、支气管哮喘、眼鼻等黏膜损伤甚至致癌等风险。因此，处于特殊环境中的人群，尤其是职业粉尘长期接触者，应注意做好自身防护，佩戴专业防护口罩，并定期进行呼吸系统疾病筛查。

3. 空气污染 长期生活在室外、空气污染的区域，慢阻肺病发病率增高。空气污染物成分较复杂，包括悬浮颗粒、一氧化碳、氮氧化物、硫氧化物、碳氢化合物、氯气、氟化物、氯化烃、酸雾、煤烟等各种理化特质，具有工业粉尘的特征。其形成与气候、地理位置、环境等因素有关。关注空气污染指数（air pollution index，API）及空气中 PM2.5 及 PM10 的含量，有助于指导出行安排，当出现雾霾天气时，注意佩戴好口罩，及时做好防护。

内因——个体及遗传因素

内因包括患者遗传因素以及肺的生长发育状态等。

1. 个体因素 反复呼吸道感染是慢阻肺病发病和急性加重的重要因素。尤其是早产儿，儿童时期慢性咳嗽或频繁咳嗽，有反复的呼吸道症状病史者，慢阻肺病发病率明显增加。这与幼儿时期肺发育不健全，反复感染影响肺发育有关。

部分研究结果显示，除上述危险因素外，男性、年龄（每增加 10 岁，危险因素增加 1 倍），体重过轻【体重指数（body mass index，BMI）<18.5kg/m^2】与慢阻肺病患病风险增加显著相关。

2. 遗传因素 慢阻肺病的发病表现出多基因遗传的典型特征和家族聚集倾向。部分重度吸烟者更易发生慢阻肺病，可能与

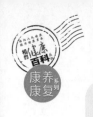

遗传易感性相关，父母有呼吸系统疾病史者，慢阻肺病发病率高。重度 α1- 抗胰蛋白酶缺乏症与非吸烟者的肺气肿形成有关。除此之外，部分基质金属蛋白酶、抗氧化酶、转化生长因子 β1、囊性纤维化跨膜传导调节因子等亦可增加其遗传易感性。

（于　娜）

关键词

吸烟　戒烟

12. 吸烟多久或吸多大量
才容易患慢阻肺病

　　香烟烟雾里含有大量的焦油、尼古丁、氨、一氧化碳、氮氧化合物和二噁英等有毒有害物，其中二噁英为一级致癌物。吸烟人群常抱有侥幸心理，觉得那么多人吸烟不一定就轮到自己患慢阻肺病。吸烟的危害，不仅限于慢阻肺病，还包括肺癌、慢性支气管炎、支气管扩张等一系列呼吸系统疾病，同时也会对家人造成危害。

专家说

吸烟多大量才容易患慢阻肺病

　　　　吸烟年限与吸烟量均可影响慢阻肺病的发生，甚至有些人因遗传因素可能对香烟烟雾的危害更加敏感，短时间也可出现气道受损。

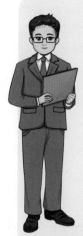

多项研究表明，吸烟量超过 40 年包时，肺功能会出现明显变化，表现为气流阻塞的发生比例平均是不吸烟者的 12 倍，在吸烟量超过 20 年包且肺功能尚且的正常人群中，其 5 年内发生气流阻塞的风险为 30%~35%。

家人吸烟我不吸烟也会患慢阻肺病吗

非吸烟人群患慢阻肺病最主要的危险因素就是吸二手烟。香烟烟雾对吸烟者和非吸烟者都有危害。二手烟刺激性强，危害性更强，其中尼古丁、氨、一氧化碳、氮氧化合物等含量比直接吸烟高出 2.5 倍。一项对暴露于二手烟的参与者进行为期 17 年的随访发现，二手烟暴露人群缺血性脑卒中、肺癌、慢阻肺病、冠心病死亡风险增加。在家庭和工作场所中，二手烟暴露的累积量与特定原因的死亡风险增加之间存在显著的剂量 - 反应关系，即暴露越多，死亡风险越高。因此，为了自己及家人的健康，请尽早戒烟。

吸电子烟能不能避免患慢阻肺病

不能避免，电子烟同样具有危害。电子烟中含有尼古丁，一方面长期吸入易成瘾，产生心理依赖，后续易改为吸入卷烟，同时尼古丁影响青少年的神经系统发育，产生一系列神经系统疾病。另一方面，电子烟为了吸引大众，会添加各类如水果或花香味的香料和调味剂，联合烟液经低温燃烧后会产生含有大量有机化合物的挥发性有毒有害物质。其烟液释放的气溶胶，俗称"烟雾"，一样可引起慢阻肺病或其他慢性呼吸系统疾病，增加气道高反应性，出现过敏、哮喘，对呼吸道感染的防御能力下降，长

期吸入也会出现血管内皮损伤，增加心脑血管疾病和肺癌的发病率。同样，吸水烟或戴过滤嘴的香烟不能避免患慢阻肺病，因此，不要抱有侥幸心理。

健康加油站

吸烟量的计算

目前，通用的吸烟量计算采用"年支"或"年包"的概念。年支为吸烟年数 × 平均每天吸烟的支数，如一名患者吸烟 30 年，平均每天吸烟 20 支，吸烟量为 30×20=600 年支。年包为吸烟年数 × 平均每天吸烟包数，以一包烟通常为 20 支计算，如一名患者吸烟 20 年，平均每天吸烟 2 包，吸烟量为 2×20=40 年包，2×20×20=800 年支。

（于　娜）

13. 长期烧柴做饭
会患慢阻肺病吗

依据前文提及的慢阻肺病发生的危险因素，吸入烟雾、粉尘等是主要原因，因此，长期烧柴做饭具有患慢阻肺病的外在条件，可以导致慢阻肺病的发生。

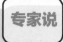
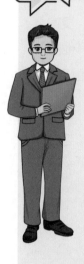

近年来，生物燃料产生的烟雾在慢阻肺病致病因素中越来越受到关注。我国曾进行全国范围内的流行病学调查，全人群普查结果显示，生物燃料暴露者，慢阻肺病患病率为 11%。一项纳入多项研究进行荟萃分析的结果也显示，接触生物燃料者患慢阻肺病的危险度是不接触生物燃料者的 2.44 倍，且接触生物燃料的时间与慢阻肺病发病率呈明显相关性，接触时间越长，患病风险越大。一项调查显示，女性吸烟率仅为0.5%，但慢阻肺病的患病率高达 7.1%，使用生物燃料烹饪时产生的大量烟雾可能是不吸烟女性患慢阻肺病的重要原因。

长期烧柴做饭为什么会患慢阻肺病

长期烧柴会产生大量的烟雾粉尘和有机化合物，其主要有害成分包括碳氧化物、氮氧化物、氧硫化物、碳氢化合物和多环有机化合物，它们是不完全燃烧的产物。且使用不完全燃烧生物燃料的厨房，其中二氧化硫（SO_2）、直径小于 10 微米的颗粒物（PM10）和其他污染物的浓度明显高于使用天然气和其他清洁燃料的厨房。上述物质均与慢阻肺病的患病率密切相关，因此，长期烧柴会增加慢阻肺病的患病风险。

不用柴火做饭是不是就没有患慢阻肺病的风险了

不一定。作为烹饪的主要燃料，除柴火外，还有煤、焦炭、木炭等，甚至部分地区还使用动物粪便作为燃料。一些燃料在燃烧过程中会产生大量含粉尘的油烟气，内含一氧化碳、二氧化

危险因素 生物燃料

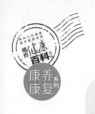

碳、焦油、多环芳烃、硝基芳烃、杂环胺等致癌物质及粉尘颗粒，在影响环境的同时也对身边人员造成气道损伤，长时间吸入上述大量有机、无机化合物和粉尘，会产生气道高反应、慢性气道疾病，长期易发展为慢阻肺病。因此，不用柴火应用其他燃料做饭一样存在患病风险，建议选择天然气等清洁燃料，也可以用电烹饪。

此外，我国的烹饪方式喜欢"煎炒烹炸"，在食材加工过程中产生的油烟一样可以刺激气道黏膜，尽管危害小于柴火等燃料燃烧造成的损伤，但仍有诱发呼吸道疾病的风险。

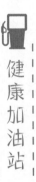

健康加油站

如何能避免因做饭患慢阻肺病

建议采取"避免密闭空间"法则，在做饭的过程中，使用吸油烟机或排风扇，也可开窗通风，使空气对流，在单位空间内避免长时间吸入大量烟雾及粉尘颗粒，尽可能地避免慢性呼吸系统疾病，甚至慢阻肺病的发生。

（于　娜　王　玮）

14. **早产儿**为什么也是慢阻肺病的**高发人群**

慢阻肺病的危险因素与肺的生长发育状态相关，肺生长发育异常人群较正常人群更易罹患慢阻肺病。

专家说 胎儿的肺脏什么时候能发育成熟

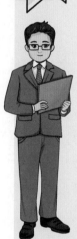

人类肺发育分为胚胎期、假腺期、小管期、囊形期和肺泡期五个时期，各个时期逐渐过渡并有所重叠。每个时期肺发育均有一定进展，在不同时期出现不良情况或病理状态，均可导致该期的肺发育受到影响，进而影响后续肺发育。

1. 胚胎期（从受孕到妊娠 6 周） 此时可分化出人体的 5 个肺叶（左侧两叶、右侧三叶），大约在 6 周末完成支气管肺段的生长。

2. 假腺期（妊娠第 6~16 周） 基本完成气管支气管树结构的生长，同时分化成早期的软骨、结缔组织、肌肉、血管和淋巴系统。

3. 小管期（妊娠第 16~28 周） 强化血管供应，形成呼吸细支气管及肺泡，此时 Ⅱ 型肺泡上皮细胞开始分化成 Ⅰ 型肺泡上皮细胞，参与气体交换，同时产生肺泡表面活性物质。

早产 肺发育

4. 囊形期（妊娠第 28~36 周）　肺泡表面迅速增大。Ⅱ型肺泡上皮细胞成熟，肺功能成熟。

5. 小泡期（妊娠第 36 周至足月）　肺功能进一步发育成熟。出生后肺泡继续发育，增多增大，数量持续增加，直到 8 岁，体积增大到胸壁停止生长时。在出生的前两年，肺泡增长速度最快。随之气血屏障进一步变薄，利于换气，肺泡表面活性物质分泌进一步增加。肺脏成熟并具有防御能力。因此，婴幼儿或儿童早期呼吸系统疾病或反复感染均可能导致肺泡发育受到影响。

早产儿肺脏会出现什么样的表现

早产儿可通过胎龄分期估测各器官发育程度。一方面，早产儿通常存在低出生体重、营养问题，基础抵抗力弱，自身免疫低下，易患各种呼吸道疾病，部分表现为强变态反应，易致敏。另一方面，因支气管肺发育不良造成物理结构异常，表现为肺泡数量及生长受损、肺泡间隔纤维化和炎症，气流持续受到影响。早期肺功能差，表现为咳嗽、活动后气短、呼吸储备较差，严重者会出现肺部血管发育畸形、气血交换异常、支气管扩张导致反复感染甚至咯血，也可出现支气管哮喘、变态反应性增强等疾病，后期逐渐形成慢阻肺病。32 周以内出生的早产儿成年后患阻塞性气道疾病的概率是足月儿（39~41 周）的 2~3 倍。

（于　娜　高占成）

15. 婴幼儿或儿童时期 下呼吸道感染
与慢阻肺病的发生有关吗

慢阻肺病的危险因素及加重因素与呼吸系统反复感染有关，婴幼儿及儿童时期反复下呼吸道感染是慢阻肺病的重要成因，在对患者进行病因筛查时，应注意询问儿童时期病史。

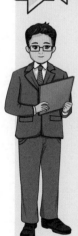

专家说

胎儿出生后，肺基本结构已经完成，但仍在发育。出生后的肺发育主要以肺泡数目和容积增大为主，肺泡数量一般到 8 岁时停止增加。同时，随年龄的增长，身高体重的变化，胸廓容积增大，气管支气管树、肺泡及胸膜的生长也在逐渐进行，直至不再生长。因此，在整个肺脏生长期间发生的病理情况均可能影响后续发育。

婴幼儿及儿童下呼吸道感染会有什么样的后果

婴幼儿及儿童肺发育仍未完成，反复感染会影响肺泡结构及发育。儿童气道较成人狭窄，且配合度不佳，炎症导致的气道黏膜充血水肿很容易造成气道阻塞，黏液排出不畅，最后累及细支气管，诱发喉或气道痉挛、肺炎等。且如支原体或衣原体感染、麻疹、

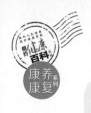

百日咳等疾病的特点是咳嗽症状重，反复物理刺激及黏液阻塞会导致尚未发育健全的终末细支气管或肺泡发生结构改变，如肺泡壁破坏，形成肺气肿、支气管扩张等，后期影响肺结构发育，气道黏液清除能力下降，肺泡反复感染，最终影响呼吸功能，导致慢阻肺病，在未来一生的"呼吸"之中处于弱势。

如何预防婴幼儿及儿童下呼吸道感染

1. 保持室内空气流　建议经常开窗通风，同时保证室内温度、湿度适宜。如遇雾霾天气，不建议通风，烟雾、粉尘及干燥环境均易影响气道黏液纤毛清除功能。

2. 及时增减衣物　根据室内外温差，及时增减衣物，不建议给儿童穿太多衣物，选择与大人穿一样厚度的衣物即可。

3. 坚持户外活动　有助于增强儿童抵抗力及呼吸道抗病能力。

4. 合理饮食　避免挑食、偏食，多饮水，营养均衡，保证维生素（水果、蔬菜），蛋白质（鱼、虾、蛋、肉、豆制品），碳水化合物（主食淀粉类）的均衡适量摄入，避免摄入过多甜、咸、辣味食物。

5. 避免接触传染源　避免在人口密集，空气不流通的地方久呆，避免接触呼吸道感染者，做好手口卫生，勤洗手，戴口罩。

（于　娜　尹照萍）

16. 慢阻肺病和**遗传**有关吗

除吸入烟雾、粉尘外，个体因素也是造成易患慢阻肺病的重要原因，称为基因多态性及遗传易感性。

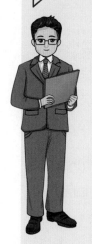

　　每一个个体都是独立不同的，存在一定的差异性。某些因特定位点的基因表达异常而演变的临床病理生理特征，会导致部分人易患某些疾病，即存在一定的基因多态性和遗传易感性。

慢阻肺病一定是遗传的吗

　　不一定。慢阻肺病的发生发展与环境污染、粉尘接触以及少儿反复呼吸道感染相关，但并非所有长期接触粉尘的人都会患慢阻肺病，其中存在一定的个性差异，部分患者体内缺乏一些关键酶也可导致慢阻肺病。随着基因组学的发展，对慢阻肺病患者群可进行全基因检测，如发现存在某些位点的基因突变及体内关键蛋白水解酶的异常，且存在遗传倾向，应对此类人群进行重点关注。

如何判断是否有遗传倾向

　　如果家系中父辈或母辈中存在如肺气肿、慢阻肺病、支气管扩张、原发性纤毛运动障碍等慢性气道疾病，尤其是不明原因出现的上述疾病或家系中多人出

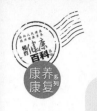

现，则考虑存在遗传风险，有条件者可进行疾病的早筛排查、定期体检，规避其他危险因素，必要时可前往专业医疗机构咨询医生是否需要进行基因检测。

如何检测遗传基因

可通过外周血检测，随着基因检测的普及，目前国内较多医疗机构及检测机构可进行相关检测，由中国罕见病联盟牵头组织的罕见病基因检测项目中也可针对特殊疾病进行检测。

哪些基因异常可导致慢阻肺病

目前，研究最多且最为明确的有 *SERPINA1* 基因突变导致的 α1- 抗胰蛋白酶（α1-antitrypsin，AAT）缺乏，是早发型肺气肿的病因之一。同时发现 ATT 等位基因突变可导致吸烟后肺气肿风险升高。

慢阻肺病也与某些基质金属蛋白酶（matrix metalloproteinase，MMP）或组织金属蛋白酶抑制物（tissue inhibitor of metalloproteinase，TIMP）亚型的活性异常相关。MMP抑制剂可能成为慢阻肺病新的治疗靶点。

其他如谷胱甘肽硫转移酶等抗氧化酶活性异常，抗氧化维生素（如维生素 C 和维生素 E）缺乏等也可能是慢阻肺病的危险因素，但仍需要更多的临床资料证实。

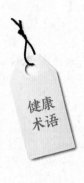

健康术语

α1-抗胰蛋白酶缺乏症

α1-抗胰蛋白酶缺乏症是一种临床容易漏诊的遗传病，累及肺脏、肝脏甚至皮肤。在肺部常表现为早发肺气肿、支气管扩张、慢阻肺病。

（于 娜 高占成）

三

慢性阻塞性肺疾病
急性加重的管理

17. 慢阻肺病为什么会发生
急性加重

慢阻肺病急性加重是患者整个病程中的重要事件，是病情进展甚至死亡的主要诱因，直接决定患者预后，需要引起重视。

什么是慢阻肺病急性加重

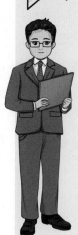

慢阻肺病急性加重，是指在 14 天内，患者原有呼吸道症状的急性恶化，即呼吸困难和 / 或咳嗽、咳痰症状的加重，可能伴有呼吸急促和 / 或心动过速等症状，导致需要改变原有治疗方案。

治疗方案更改包括哪些内容

多指原有用药方案不足以抑制上述症状的加重，需要增加呼吸支持（如加强氧疗或变更吸氧方式），变更吸入制剂类型（如干粉吸入剂改为雾化吸入），变更或增加用药类别（如原有支气管扩张剂中增加糖皮质激素吸入剂），和 / 或需要加用口服 / 静脉类型的支气管扩张剂、抗感染药，甚至全身应用糖皮质激素等。

为什么会出现急性加重

急性加重与多种因素有关，主要包括以下几点。

1. 自身用药不规范　支气管扩张剂或吸入制剂的

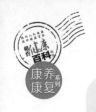

作用是扩张气道，减轻气道炎症反应，如用药不规范，降维应用或间断停用，易造成气流呼出受限，在呼气末仍有部分残余气体存留于肺泡，长此以往，肺气肿进一步加重，呼吸困难加重，呼吸肌疲劳甚至严重影响生活质量。

2. 呼吸道感染或粉尘吸入　急性感染时，病毒或细菌等病原体进入气道，造成气道炎症水平升高，同时病原体刺激杯状细胞分泌大量黏液，黏膜水肿，管腔相对狭窄，痰液排出不畅，诱发急性加重。当空气污染或吸入大量粉尘颗粒和变应原时，也可诱发黏膜炎性水肿，甚至气道平滑肌痉挛，诱发急性加重。

3. 自身免疫功能下降　正常人体的气道并不是完全无菌的，存在定植菌，慢阻肺病患者定植菌含量增多，自身免疫状态与气道内细菌的负荷量呈动态平衡关系。例如，当糖尿病患者因血糖控制不佳、营养状态差等因素造成自身免疫功能低下时，可耐受细菌的阈值就像水位线一样，同时下降，原有定植在体内的病原体就会因此"无法压制"，出现明明没有感冒，却黄痰增多的情况，此时需要提高免疫水平，加用抗感染药进行干预。

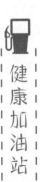

健康加油站

需要注意，慢阻肺病病史较长，患者多高龄、并发症多，且诱发慢阻肺病急性加重的因素较多，因此当出现病情恶化时，可能并非仅因为出现急性加重，需要与其他并发症的加重或新发疾病（如肺炎、肺栓塞等）相鉴别。建议及时就诊，更换治疗方案，以免延误病情。

（于　娜　高占成）

18. 为什么要学会**自己识别**慢阻肺病的**急性加重征兆**

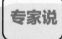
作为一种慢性疾病，长期的自我管理尤为重要，大部分慢阻肺病患者需要居家进行长期治疗并随时观察自身症状，一旦发现急性加重的征兆应第一时间到医院就诊，避免治疗延误，增加并发症的风险。因此，慢阻肺病需要医生与患者共同制订长期的管理和治疗目标，做好疾病的监管。

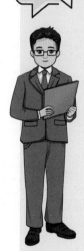

专家说

慢阻肺病急性加重的特点

慢阻肺病急性加重，就是原有的"咳、痰、喘"症状加重，需要改变治疗方案。

1. 咳 咳嗽加剧，多由于感染或吸入变应原等因素造成气道黏液纤毛系统损伤。同时，痰液分泌增多，会引发咳嗽反射，利于痰液排出，因此当气道内存在较多痰液时，不建议强化止咳，以免抑制痰液排出。

2. 痰 慢阻肺病患者临床表现存在差异性，部分患者以气短为主，部分患者表现为黏液高分泌型，咳痰较多，但多为白色稀薄痰或少量白色黏痰。如咳痰量增多，或痰液转为脓性痰，考虑存在慢阻肺病急性

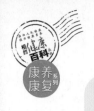

加重，或合并呼吸道感染，应加用祛痰药。

3. 喘　即呼吸困难，患者呼吸困难加重，应用原有药物，尤其是吸入制剂无法改善时，提示可能存在急性加重。

除此之外，还可表现为呼吸急促、心动过速等症状。

需要注意，慢阻肺病急性加重会出现上述症状，但其他疾病也可能出现上述症状，需要及时就诊，明确病因，与其他疾病鉴别。

还有什么疾病可能出现上述症状，需要观察什么

1. **呼吸道感染**　也可有咳嗽、咳痰，严重者可出现呼吸困难，但同时可能伴有发热、畏寒、头痛、咽部疼痛或全身肌肉疼痛、鼻塞、流涕等症状，可以进行鉴别。

2. **心血管疾病**　部分老年患者可能同时存在或新发心血管疾病，如高血压、冠心病、心律失常、心功能不全等，如出现心慌、血压升高、左侧心前区不适，甚至左肩、左侧后背疼痛。双下肢浮肿等情况，可能同时合并心血管疾病。可用手触摸脉搏感受脉搏的频率是否整齐或用电子监测设备。

3. **肺栓塞**　慢阻肺病患者多高龄、活动能力下降，当合并肺栓塞时，也会有突发或加重的呼吸困难，同时伴有胸痛症状，少数人有咯血，需要及时就诊。

4. **其他**　合并慢性肾功能不全、低蛋白血症等情况时也可出现双下肢浮肿，呼吸困难加重。

除上述情况外，慢阻肺病患者还应注意自身营养状态、肌肉水平、血糖、血液电解质水平等，定期随访和复诊，规范用药，以免急性加重。

（于　娜　曾晓凤）

19. 慢阻肺病**急性加重的危险因素**有哪些

慢阻肺病急性加重是导致患者住院和死亡风险增加的重要因素，筛查慢阻肺病急性加重的高风险人群，明确其诱发因素，是防治的重点。

专家说

急性加重危险因素可从两方面分析：一方面指容易急性加重的慢阻肺病患者有哪些自身特征，即识别高风险人群；另一方面，强调有哪些因素会导致或促进慢阻肺病患者出现急性加重，以规避诱发因素。

易发生急性加重的慢阻肺病患者有哪些特点

1. 既往有急性加重病史　在过去一年中发生≥2次

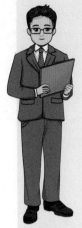

中/重度急性加重事件，或 ≥ 1 次因急性加重事件住院。

2. 症状重　可通过症状学评分（如 CAT、mMRC 评分等）判断。如 mMRC 评分 ≥ 2 分，CAT 评分 ≥ 10 分，更易发生急性加重，且随分值升高，急性加重发生风险亦相应提高。症状严重者，活动耐力明显下降，表现为 6 分钟步行试验（6 minute walking test，6MWT）缩短。6MWT 预测未来发生重度急性加重和死亡的阈值分别为 331.1~357 米和 299.5~334 米。

3. 气流受限严重　此类患者急性加重风险增加，可通过肺功能检查中第 1 秒用力呼气容积（forced expiratory volume in one second，FEV_1）数值体现，FEV_1 占预计值百分比（FEV_1% 预计值）<50% 或 FEV_1 每年下降 ≥ 40 毫升者，为急性加重高风险人群。

4. 存在并发症　合并其他慢性疾病，如心脑血管疾病、哮喘、肺癌、胃食管反流、睡眠呼吸暂停低通气综合征、肺动脉高压、糖尿病、焦虑 / 抑郁等，发生急性加重风险明显增加。例如合并胃食管反流者，其发生急性加重风险增加 7.57 倍。

5. 生物标志物异常　外周血嗜酸性粒细胞计数（≥ 300 个 / 微升）、纤维蛋白原（≥ 350 毫克 / 分升）、C 反应蛋白等指标升高会增加急性加重风险，且随数值升高，风险增加。

6. 其他　男性、高龄、病程长、营养不良、因黏液高分泌所致咳痰症状重、长期应用抗感染药及茶碱类药物等患者也易频繁发生急性加重。

易诱发急性加重的主要因素

1. **呼吸道感染** 病毒或细菌感染均可引发炎症反应，加重气道阻塞，痰液排出不畅，进而诱发急性加重。因此，疫苗注射预防感染是慢阻肺病患者的防治手段之一。

2. **非感染因素** 包括空气污染、气候变化，以及误吸、吸入变应原、伴发肺栓塞等并发症。

3. **用药不规范** 患者依从性差，漏服、自行停药等药物不合理使用会造成慢阻肺病症状控制不佳，易发生急性加重。

（于 娜）

20. 如何知道慢阻肺病
急性加重的严重程度

慢阻肺病的严重程度评估从稳定期贯穿至急性加重期，不同时期的严重程度评估有助于制订合理的治疗方案。

严重程度 评估

专家说 慢阻肺病急性加重时需要通过哪些指标评估严重程度

需要依据患者在慢阻肺病稳定期时的严重程度、临床表现、精神状态、并发症情况、是否需要氧疗，是否需要呼吸支持等多种因素进行急性加重期严重程度的划分。同时，不同程度的用药也可作为分级的依据之一，需要及时就医，以免延误病情。

如何划分慢阻肺病急性加重的严重程度

1. 轻度急性加重（Ⅰ级） 稳定期为轻中度，并发症较少，血流动力学稳定，不需要呼吸机辅助治疗，吸氧后状态改善，无精神状态改变，一般在门诊即可治疗。轻度急性加重大多通过短效的支气管扩张剂进行治疗。

2. 中度急性加重（Ⅱ级） 稳定期为中重度，存在并发症，血流动力学稳定，可使用呼吸机辅助治疗，吸氧后状态可改善，通常无精神状态改变，需要在普通病房住院治疗。中度急性加重需要短效的支气管扩张剂联合抗感染药，加或不加口服糖皮质激素进行治疗。

3. 重度急性加重（Ⅲ级） 稳定期慢阻肺病程度多为重度，存在并发症，血流动力学不稳定，需要使用呼吸机辅助治疗，吸氧后状态改善不佳，可存在精神状态改变，有生命危险，需要入住加强监护病房（intensive care unit，ICU）治疗。

除此种分类方式外，《2023年慢性阻塞性肺疾病急性加重诊治中国专家共识》的划分方式依赖于血气分析相关指标及对吸氧和呼吸支持治疗的评价，需要在专业的医疗指导下进行分级，不适合患者居家评判，因此本文未做详细阐述。

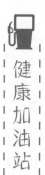

出现了急性加重，需要做哪些辅助检查

实验室检查有助于判断疾病的严重程度、鉴别诊断、指导治疗及评估预后。

当出现急性加重时，建议到医疗机构完善血常规（关注嗜酸性粒细胞），C反应蛋白，降钙素原，D-二聚体，凝血指标，血气分析，心脏标志物（脑钠肽、肌钙蛋白、心肌酶），生化指标（肝功能、肾功能、血液电解质水平、血糖），心电图，胸部影像学（胸部X线或高分辨率CT等），痰病原学相关检查，肺功能指标（如不能配合，建议急性加重期过后在稳定期时完善）等，但具体检查项目仍需要医生依据患者病情进行个体化制订，同时还要考虑其并发症情况开具相应检查，进行全面综合评估。

（于　娜　高占成）

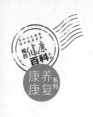

21. 为什么慢阻肺病患者患了**流行性感冒后喘得厉害**了

病毒感染　急性加重　诱因

秋冬季节冷热交替，是各种呼吸道病毒感染的高发时期，尤其是传染性极强的流行性感冒病毒，严重威胁着人们的身体健康。慢阻肺病患者在感染流行性感冒病毒后，不仅会出现发热、咽痛、鼻塞、流涕、全身酸痛等常见的病毒感染相关症状，而且非常容易诱发慢阻肺病病情的急剧恶化，出现比平常更为剧烈的咳嗽、咳痰甚至严重的气喘和呼吸困难，往往被诊断为慢阻肺病急性加重。因此，慢阻肺病患者在季节交换气温变化较大时，更要注意预防病毒感染。

专家说 **病毒感染是如何加重慢阻肺病病情的**

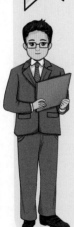

1. 病毒感染可以引起呼吸道黏膜充血水肿，使慢阻肺病患者原本狭窄的气道进一步变窄。

2. 感染诱发的炎症反应可以导致呼吸道分泌物增多，堵塞气道。

3. 炎症因子可以刺激小气道，引起气道平滑肌痉挛，进一步加重气道狭窄。

4. 感染会导致人体交感神经兴奋，机体代谢增强，耗氧增加，加重呼吸负担。

如何预防病毒感染的发生

1. 做好保暖工作，根据气温变化情况，及时增减衣物。

2. 到人群密集的场所时，要注意戴口罩，避免交叉感染。

3. 注意手卫生，接触公共场所物品后避免用手接触眼、口、鼻。

4. 室内保持新鲜空气流通，在开窗通风时注意避免温差过大。

5. 合理膳食，按时休息，适当运动，增强自身抵抗力。

6. 按时接种流行性感冒疫苗以及肺炎链球菌疫苗。

慢阻肺病患者"感冒"后该怎么办

1. 注意加强防护，避免二次感染，避免传染其他人。

2. 及时就医，接受规范治疗。

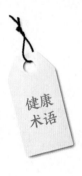

健康术语

呼吸道病毒

呼吸道病毒是指主要侵犯呼吸道（鼻、咽喉、气管、支气管、肺），引起局部或全身感染的一类病毒。常见的有流行性感冒病毒、副流

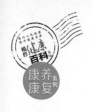

感病毒、呼吸道合胞病毒、腺病毒、鼻病毒、新型冠状病毒、柯萨奇病毒等。其中流行性感冒病毒和新型冠状病毒由于传染性强，全身症状重，对健康危害大，尤其需要引起重视。

（高占成　王　芳）

22. 为什么家里有人"感冒"，慢阻肺病患者就比其他人

容易感染

　　"感冒"的本质是因为病毒或细菌感染了呼吸道（鼻腔、咽喉、气管、支气管、肺部），进而诱发了发热、流涕、咽痛、咳嗽、咳痰等一系列症状。这些病毒或细菌是具有传染性的。而慢阻肺病患者由于持续存在的气道慢性炎症，因此对外界病原体的抵抗力很差。当共同生活、密切接触的家庭成员出现呼吸道感染时，很容易把感染的病毒或细菌传染给肺部免疫力相对低下的慢阻肺病患者。

> **专家说**
>
> ## 为什么慢阻肺病患者肺部免疫力低下
>
> 　　在呼吸道表面的被覆黏膜，作为屏障可以有效地将外界环境中的有害物质与机体内部隔离，从而保护我们的健康。

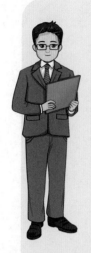

组成黏膜最主要的细胞是纤毛细胞和杯状细胞。杯状细胞可以分泌黏液，覆盖在呼吸道黏膜表面，可以吸附随空气进入呼吸道中的病毒、细菌以及其他有害物质。纤毛细胞表面有一层可以摇摆的纤毛，通过规律的摆动，将吸附了有害物质的黏液排出呼吸道。慢阻肺病患者由于气道炎症破坏了呼吸道黏膜的正常结构，导致黏液生成减少、纤毛摆动异常及破坏，无法将进入呼吸道的有害物质有效地排出体外。

除此之外，肺部还有很多肺泡巨噬细胞，就像肺部的"清道夫"，可以吞噬并消灭病毒、细菌等有害物质。而由于慢阻肺病患者肺泡巨噬细胞的功能受损，吞噬能力减弱，无法有效杀灭进入肺部的有害物质，造成肺部免疫功能受损。

如何提高慢阻肺病患者肺部免疫力

1. 规范使用慢阻肺病控制药物。

2. 合理膳食，适当运动，注意休息，避免受凉。

3. 积极接种流行性感冒疫苗、新型冠状病毒疫苗及肺炎链球菌疫苗。

4. 反复感染的患者可以在医生指导下应用免疫调节药。

（高占成　王　芳）

四

慢性阻塞性肺疾病的
检查方法

23. 慢性支气管炎
就是慢阻肺病吗

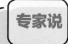
慢性支气管炎虽然不是慢阻肺病，但是却和慢阻肺病有千丝万缕的联系。慢性支气管炎和慢阻肺病有共同的危险因素——烟雾或粉尘。长期吸烟或长期接触粉尘的人，由于烟雾或粉尘反复刺激呼吸道，会引起慢性气道炎症，出现慢性的咳嗽、咳痰症状，医学上称为慢性支气管炎，俗称"慢支"。如果没有及时解除危险因素，任由这种慢性炎症长期存在，久而久之，就会导致小气道结构发生变化，出现不可逆的气流受限，也就是慢阻肺病的发生。

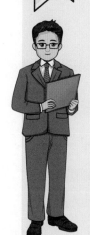

专家说

什么是慢性支气管炎

慢性支气管炎是由于长期吸入有害物质，如烟雾、粉尘、有毒化学物质等导致的慢性气道炎症，临床上主要表现为慢性咳嗽、咳痰，如果每年咳嗽、咳痰症状持续 3 个月以上，并且这些症状持续 2 年或 2 年以上，就是患慢性支气管炎。

慢性支气管炎如何治疗，需要吃"消炎药"吗

慢性支气管炎目前尚无根治方法，治疗主要目的是缓解症状、预防并发症、控制疾病进展。治疗方法首先是去除危险因素，如戒烟、避免接触粉尘或有毒

有害的化学物质等。其次，如果咳嗽、咳痰症状明显，影响正常生活工作，可以使用一些对症止咳化痰的药物。

慢性支气管炎的"炎症"与我们平时所说的因为细菌感染导致的"炎症"不同，大多是由吸烟等外界环境刺激所致，并非细菌感染，因此抗感染药（也就是我们常说的"消炎药"或"抗生素"）对慢性支气管炎的炎症起不到治疗作用，不需要常规使用，贸然使用不仅达不到治疗效果，反而有增加药物副作用的风险。当然，如果在慢性支气管炎的基础上合并了细菌感染，需要短期应用抗感染药，此时用药目的是治疗细菌感染而不是治疗慢性支气管炎。

如何判断慢性支气管炎是否发展成了慢阻肺病

慢性支气管炎一般不会出现气流阻塞，而慢阻肺病诊断的一个重要前提是出现了不可逆的气流受限，因此，可以通过检查肺功能，查看是否存在不完全可逆的阻塞性通气功能障碍，进而判断慢性支气管炎是否发展成了慢阻肺病。

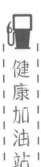

健康加油站

慢阻肺病都是由慢性支气管炎发展而来的吗

慢阻肺病并不全是由慢性支气管炎发展来的。在长期有害烟尘或者气体刺激下，有些患者的呼吸道以慢性炎症为主，出现慢性咳嗽、咳痰的慢性支气管炎表现，而有些患者的呼吸道以细支气管狭窄、肺泡壁破坏为主，出现活动后气短、喘息症状，胸部 CT 以肺气肿、肺大疱表现为主。因此，部分慢阻肺病患者早期可能不会出现慢性支气管炎，而是由肺气肿逐渐加重发展而来。

（高占成　王　芳）

24. 为什么医生怀疑我患了慢阻肺病，就让我做**肺功能检查**

慢阻肺病的特征是持续存在的气流受限，并且这种气流受限是不完全可逆的。目前，公认检测气流受限的客观指标是肺功能检查，这也是诊断慢阻肺病的金标准。除此以外，肺功能检查还可以用于评估慢阻肺病的严重程度，监测疾病进展，对预后和治疗效果进行评价，是慢阻肺病诊治和监测非常重要的工具。因此，医生不仅在怀疑慢阻肺病时会让患者进行肺功能检查以明确诊断，而且在治疗过程中也会建议患者定期检查肺功能以评估治疗效果，从而调整治疗方案。

专家说

什么样的肺功能检查结果可以诊断慢阻肺病

肺功能检查报告数据很多、很复杂，其中确诊慢阻肺病的最重要的一项指标是一秒率（forced expiratory volume in one second/forced vital capacity, FEV_1/FVC）。如果一秒率小于70%，说

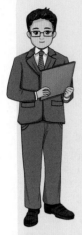

明存在气流受限，但是存在气流受限的疾病不仅仅有慢阻肺病还有其他疾病例，例如支气管哮喘也有可能出现气流受限。因此，医生一般会建议进一步完善支气管舒张实验检查，也就是吸入支气管扩张剂后再次复查肺功能，如果一秒率还是小于 70%，说明气流受限是持续存在、不完全可逆的，也就是可能患慢阻肺病。

只要肺功能达到标准就可以确诊慢阻肺病了吗

肺功能检查只是诊断慢阻肺病的一项重要手段，并不是只要肺功能达到标准就可以确诊慢阻肺病。因为还有很多其他疾病，例如严重的支气管哮喘、支气管扩张症等，在进行肺功能检查时也有可能出现一秒率小于 70% 的结果。因此，除了肺功能以外，医生还需要根据患者的病史、发病年龄、有无危险因素、具体症状、血液检查以及胸部 X 线或者胸部 CT 检查结果进行综合判断，才能最终诊断慢阻肺病。

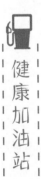

健康加油站

肺功能检查前需要做哪些准备工作

1. 肺功能检查不需要空腹，检查前 2 小时避免剧烈运动，可以先静坐 15 分钟，待呼吸平稳后再进行。

2. 如果正在吸入支气管扩张剂，或者正在应用止咳平喘类药物、激素类药物、抗过敏类药物等，应在检查前 2~3 天停药，如果不能停药，需要告知医生。

3. 检查前可以先练习捏住鼻子后吹蜡烛，以提高检查成功率。

4. 检查前如果存在呼吸困难，或者其他严重疾病，如心脏病、高血压、脑血管病、传染性疾病等，应及时告知医生，由医生判断是否适合进行肺功能检查。

（高占成　王　芳）

关键词

25. 如何用肺功能检查指标判断慢阻肺病患者的
肺功能损伤程度

肺功能　严重程度　一秒量

肺功能检查报告中，用于判断慢阻肺病患者肺功能损伤严重程度的最重要的指标是一秒钟用力呼吸容积实测值占预计值的百分比（FEV_1 实测 / 预计值），简称"一秒量"。FEV_1 实测 / 预计值在 80% 以上为轻度，80%~50% 为中度，50%~30% 为重度，30% 以下为极重度。医生会根据慢阻肺病不同的严重程度制订相应的治疗方案。

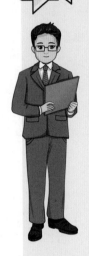

慢阻肺病仅仅通过肺功能就可以进行评估了吗

慢阻肺病的病情评估不能仅通过肺功能诊断，而是应该根据患者的临床症状、肺功能受损程度、急性加重的风险，以及并发症等情况进行综合分析。综合评估的目的在于确定气流受限的严重程度、患者健康状况以及未来发生急性加重的风险，以指导治疗。

如何进行慢阻肺病的综合评估

慢阻肺病的综合评估主要包括以下三方面。

1. 症状评估通常是通过问卷的方式进行。采用最多的是改良版英国医学研究委员会呼吸困难问卷（mMRC）或者慢阻肺病患者自我评估测试问卷（CAT），根据问卷得分情况分为症状少（A组）和症状多（B组）。

2. 肺功能评估以 FEV_1 实测／预计值进行分级，轻度为 GOLD 1 级，中度为 GOLD 2 级，重度为 GOLD 3 级，极重度为 GOLD 4 级。

3. 急性加重风险评估根据过去一年内发生急性加重的次数，若发生过 2 次及以上的中重度急性加重，或者 1 次及以上因为急性加重而住院，评为急性加重高风险（E组）。

慢阻肺病的肺功能检查还会出现哪些异常

除了前面提到的用于评估肺通气功能的 FEV_1 实测 / 预计值、FEV_1/FVC 以外，慢阻肺病患者由于气流受限，还会导致肺部过度充气，出现肺总量（total lung capacity，TLC），残气量（residual volume，RV），残总气量百分比（ratio of residual volume to total lung capacity，RV/TLC）增高，肺活量（vital capacity，VC）降低。另外，慢阻肺病患者还有可能出现肺泡间隔破坏、肺毛细血管床丧失，导致弥散功能损伤，出现肺一氧化碳弥散量（diffusion capacity of carbon monoxide of lung，D_LCO）降低。

（高占成　王　芳）

26. 为什么要给慢阻肺病患者胸部拍"照片"

医生给慢阻肺病患者进行胸部影像学检查主要有三个目的：一是在初次诊断慢阻肺病时进行胸部影像学检查，以确定慢阻肺病的影像学特点，同时排除其他肺部疾病的可能。二是在慢阻肺病患者出现急性加重时进行胸部影像学检查，明确急性加重的原因，以制订相应的治疗策略。三是在慢阻肺病随访过程中定期进行胸部影像学检查，以监测慢阻肺病疾病本身的进展情况，同时早期发现肺部新出现的其他疾病。

慢阻肺病患者的胸部影像学可能出现哪些异常

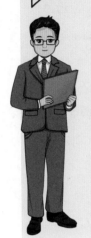

慢阻肺病的胸部影像学表现主要包括肺纹理增多紊乱，肺野透亮度增加，肺过度充气，肺气肿以及肺大疱等。

医生在确诊慢阻肺病时为什么要给患者进行胸部影像学检查

慢阻肺病的诊断是需要通过对患者的发病年龄、危险因素、临床表现、实验室检查等进行综合分析而得出的，其中诊断的金标准是肺功能检查发现不可逆的气流受限。但是，可以表现为气流受限的疾病不仅有慢阻肺病，还有很多其他的肺部疾病，如严重的支气管哮喘、支气管扩张症、重症肺炎、某些少见原因引起的气管支气管狭窄甚至肺部恶性肿瘤等，都有可能在进行肺功能检查时出现气流受限的表现。胸部影像学检查的目的是筛查上述疾病，避免误诊的发生。

已经明确诊断慢阻肺病的患者为什么还要进行胸部影像学检查

慢阻肺病患者在治疗随访的过程中应定期进行胸部影像学检查，除了监测慢阻肺病本身的进展情况，更重要的是为了早期发现肺部新出现其他疾病，尤其是与慢阻肺病有共同危险因素的肺部恶性肿瘤。

另外，当慢阻肺病患者出现喘憋加重时，更应及时进行胸部影像学检查，帮助判断病情加重究竟是因为合并了细菌、真菌或病毒感染导致的，还是因为出现了气胸、胸腔积液、心力衰竭、肺栓塞等并发症导致的。不同原因需要采取不同的治疗方式，如果早期判断失误，可能会因为延误病情而产生不良后果。

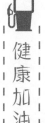

健康加油站

了解胸部影像学检查

胸部影像学检查是通过胸部 X 线和胸部断层显像（包括 CT、MRI、PET/CT）的影像学技术检查胸部疾病的方式。不同的胸部影像学检查方法适合的疾病不同，其中肺部病变最常用的检查方式是胸部 X 线和胸部 CT 检查。

胸部 X 线的优点是方便快捷，放射性小，缺点是不易发现早期体积较小的病变或者隐匿部位的病变。胸部 CT 的优点是支气管、肺部以及纵隔大血管等结构显示清晰，可以发现小至几毫米的病变，缺点是放射剂量高于胸部 X 线，且不如其便捷，短期内非必要不宜多次检查。

（王 芳）

27. 为什么住院时会给慢阻肺病患者查**动脉血气分析**

关键词

酸碱失衡 二氧化碳潴留 肺性脑病

当慢阻肺病患者因病情加重住院时，动脉血气分析是帮助评估病情的一项重要检查手段。与无创的经皮血氧饱和度检测相比，动脉血气分析不仅可以更准确地反映动脉血氧分压情况，还可以提供血液酸碱度、动脉血二氧化碳分压、碳酸氢根浓度，以及血液中钾、钠、氯、钙等离子水平，帮助医生更加准确地了解患者疾病的严重程度，进而制订更为合理有效的治疗方案。

专家说 如何判断慢阻肺病患者是否存在缺氧甚至呼吸衰竭

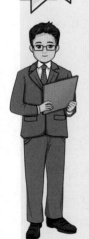

在静息状态下、海平面大气压、呼吸空气的情况下，正常人的动脉血氧饱和度通常在 93%~100%，动脉血氧分压通常在 80~100 毫米汞柱，低于上述范围说明可能存在缺氧。如果在海平面大气压、呼吸空气的情况下动脉血氧饱和度低于 90% 或者动脉血氧分压低于 60 毫米汞柱，排除肺内分流的情况下，说明存在呼吸衰竭。

经皮血氧饱和度检测仪可以无创且快捷地检测血氧饱和度情况，进而帮助判断是否缺氧。但是对于慢阻肺病患者而言，在病情加重时，不仅会出现缺氧，还可能出现二氧化碳潴留，发生Ⅱ型呼吸衰竭。此时，仅仅进行经皮血氧饱和度检测就不够了，需要进行动脉血气分析检查，了解动脉血二氧化碳分压水平。

动脉血二氧化碳水平对慢阻肺病患者意义有多大

动脉血二氧化碳分压的正常值是 35~45 毫米汞柱，当高于 50 毫米汞柱时，就出现了 Ⅱ 型呼吸衰竭。慢阻肺病患者如果在不了解是否存在动脉血二氧化碳分压升高时就盲目吸氧，可能会导致其进一步升高，加重二氧化碳潴留，出现嗜睡、昏迷等肺性脑病的表现，严重者甚至会危及生命。

慢阻肺病患者动脉血二氧化碳分压必须控制在正常范围内吗

慢阻肺病患者由于长期气流受限、小气道阻塞，平时动脉血二氧化碳分压可能就存在慢性升高的状态，人的身体是非常聪明的，可以通过肾脏的代偿使血液里的碳酸氢根浓度也相应升高，从而维持慢阻肺病患者血液的酸碱度在正常范围之内（7.35~7.45），此时机体仍处于稳定状态，不会发生肺性脑病。因此，重度慢阻肺病患者的基础二氧化碳分压可能就高于正常水平，只要血液酸碱度在正常范围内，就相对安全，但如果病情急性加重，动脉血二氧化碳分压进一步升高，超出身体的代偿能力，血液酸碱度小于 7.35，出现血液酸碱失衡，就需要引起高度重视，警惕肺性脑病的发生。

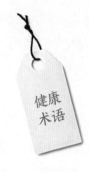

关键词

肺气肿 肺大疱 气胸

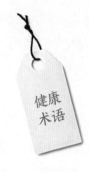

肺性脑病

肺性脑病是由于呼吸衰竭导致缺氧、二氧化碳潴留引起的一系列精神神经障碍，轻者可以表现为头痛、头晕、烦躁、精神错乱，重者可能出现嗜睡、昏迷等，病死率高。

（王　芳）

28. 肺气肿和肺大疱
需要注意什么

　　慢阻肺病患者常合并有肺气肿和肺大疱，严重的肺气肿和肺大疱，尤其是部位靠近肺边缘的，有破裂的风险。这些肺气肿和肺大疱一旦破裂，就会出现气胸，使慢阻肺病患者的喘憋症状进一步加重，严重者可能出现呼吸衰竭，更有甚者会出现生命危险。因此，患有肺气肿和肺大疱的患者，在平时生活中要尽量避免屏气用力的动作，如剧烈运动、剧烈咳嗽、提举重物、用力排便等，以尽量减少肺气肿和肺大疱破裂导致气胸的风险。

专家说

什么情况下要怀疑可能发生气胸

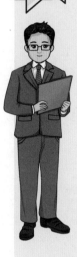

既往有肺气肿或肺大疱的患者，如果在进行剧烈运动、咳嗽、提举重物、用力排便等需要屏气用力的动作时，出现一过性的胸部刺痛，紧接着出现呼吸困难、憋气、发绀等表现，需要高度小心是否出现了气胸。

出现气胸该怎么办

当怀疑自己气胸时，应立即安静休息，拨打急救电话，如果家中有吸氧设备可以尽快吸氧缓解缺氧症状。

到达医院后，医生通常会进行胸部X线检查进行确认。如果气胸量不大（压缩小于30%），通常会采取卧床休息、吸氧的保守治疗方式。但如果是大量气胸（压缩超过30%）或者保守治疗后仍在加重的气胸，就需要进行胸腔穿刺抽气或者放置胸引管用胸腔闭式引流的方式将气体引出。

如果气胸反复发作，还可以通过胸膜粘连术、支气管镜放置单向活瓣或封堵、手术修补等方式治疗和防止复发。

怎样消除肺气肿和肺大疱，可以吃药吗

肺气肿和肺大疱是无法通过吃药的方式消除的。但可以通过解除危险因素（戒烟、避免接触烟尘及有害气体），积极治疗慢阻肺病，适当运动，锻炼呼吸功能等方式延缓肺气肿和肺大疱的进展。

如果肺大疱体积巨大导致呼吸困难或者反复气胸，可以考虑手术切除或通过支气管镜介入治疗消除和缓解肺大疱。

（王　芳）

29. 肺气肿和肺大疱一般需要
损伤多大范围的肺组织
才有可能患慢阻肺病

肺气肿和肺大疱损伤多大范围的肺组织才会发展为慢阻肺病并没有显著的界限。当通气功能下降到一定程度，达到诊断标准，才能诊断慢阻肺病，这与肺气肿和肺大疱损伤面积大小并没有直接的对应关系。当然，一般来说，肺气肿和肺大疱损伤的肺组织越多，造成肺功能下降的可能性越大，患慢阻肺病的概率也就越大。但慢阻肺病最终的诊断，还是需要通过肺功能检查确定。

专家说 肺气肿和肺大疱是怎么产生的

肺气肿是由于小气道弹性减退，导致远端肺组织进气多、出气少，出现了气体潴留、过度膨胀而产生

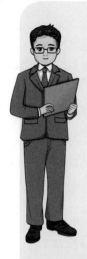

的。如果气体潴留进一步加重，肺泡内压力过高，导致肺泡壁破裂，邻近的肺泡互相融合在一起，就形成了肺大疱。如果把我们的肺比喻成一座大楼，肺泡就是楼里的一个个小房间，肺气肿就相当于为了增加每个小房间的面积而把墙壁打薄，如果再进一步把墙壁打穿，原本的三室一厅变成了大开间，就形成了肺大疱。

肺气肿和肺大疱产生的原因很多，常见的是长期吸烟以及长期接触有害粉尘、气体等。除此以外，感染、遗传等因素也可能导致肺气肿、肺大疱的形成。

肺气肿和肺大疱患者出现喘息症状是不是就说明患慢阻肺病

肺气肿和肺大疱发展到影响肺的通气功能，出现气流受限，吸入支气管扩张剂后肺功能检查提示阻塞性通气功能障碍（FEV_1/FVC 小于 70%）时，才能诊断慢阻肺病。但是，肺气肿和肺大疱对肺功能的影响不仅仅是通气功能，还会影响肺的弥散功能，也就是氧气从肺泡进入血液的效率。因此，出现喘息症状的肺气肿和肺大疱患者，如果做肺功能检查，也有可能达不到慢阻肺病的诊断标准。

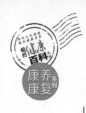

关键词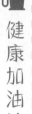

介入治疗 支气管镜检查

健康加油站

人老了是不是都会得患慢阻肺病

进入中老年以后，随着年龄的增长，肺功能会逐年下降，这是人体衰老的自然规律。慢阻肺病患者，肺功能的下降速度要快于正常的衰老速度。另外，肺功能还与性别、体重、身高等有关。因此，肺功能是否有降低，要和同年龄、同性别、同体重、同身高的人进行比较。也就是说，在阅读肺功能报告时，不能只关注测出来的绝对数值，更应该关注实测值与预计值的比值，只有肺功能显著落后于平级的其他人，才可以说是肺功能降低。所以，人老了肺功能可能下降，但不一定都会患慢阻肺病。

（王 芳）

30. 慢阻肺病患者能做
支气管镜检查吗

慢阻肺病患者是可以做支气管镜检查的。支气管镜检查虽然不是慢阻肺病患者的常规检查，但是当出现以下情况时，需要进行支气管镜检查。

1. 诊断需要 当慢阻肺病患者出现肺部新发病灶时，需要通过支气管镜检查判断病灶性质。

2. 治疗需要　对于部分肺气肿明显的慢阻肺病患者，如果经最佳的药物和康复治疗后仍存在严重呼吸困难时，可以考虑经内镜下肺减容术进行介入治疗。

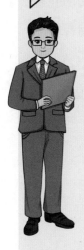

支气管镜检查如何判断病变性质

如果临床怀疑肺部感染性病变，支气管镜不仅可以直接吸取下呼吸道分泌物进行病原体检测，从而明确感染病原体，制订针对性抗感染方案，而且可以把因患者无力咳出而积存在肺里的痰液充分吸出，进而协助控制感染。

如果分泌物不多，也可以通过支气管镜进行支气管肺泡灌洗，在目标部位注入一定量的无菌生理盐水，再将其吸引出来，进行病原学以及细胞学检测，从而明确病变性质，指导治疗。

如果怀疑肿瘤性病变，还可以通过支气管镜将病变部位取下部分组织进行活检，明确肿瘤类型，制订相应治疗策略。

什么是内镜下肺减容术

内镜下肺减容术是通过支气管镜将一种单向活瓣植入到肺气肿明显的支气管，使该部位过度充气的气体单向排出体外，从而实现肺减容，改善患者呼吸困难症状和肺功能情况，提高生活质量。

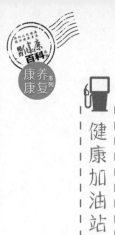

支气管镜检查是如何进行的

支气管镜包括硬质支气管镜和可弯曲支气管镜，目前临床上比较常用的是后者。一般是将细长的支气管镜通过患者的鼻或口腔置入下呼吸道进行检查。检查通常采取局部麻醉的方式，通过雾化或者滴注利多卡因进行表面麻醉，大多数患者可以耐受，有时也可以采用静脉全身麻醉的方式减少患者不适。

为了防止发生误吸，检查前患者需要空腹至少 4 小时，检查结束 2 小时后才可以饮水、进食。

（王　芳）

第二章

患慢性阻塞性肺疾病
该怎么治疗

慢性阻塞性肺疾病的
药物治疗

1. 为什么要**早发现、早治疗**慢阻肺病

早发现、早治疗对于任何疾病而言都是一剂良方，慢阻肺病更是如此。早期发现至关重要，只有实现早发现、早诊断，才能实现早期的干预和治疗。慢阻肺病如果在早期被发现，采取有效措施，如戒烟、药物治疗、呼吸康复等，部分患者的病情可以得到较好的控制，甚至可能在一定程度上恢复部分肺功能。

专家说

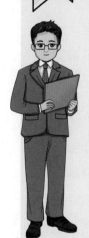

为什么慢阻肺病早期不易被发现

慢阻肺病是一种沉默性的气道疾病，非常狡猾，在早期通常无明显症状。由于肺部强大的储备能力，早期的轻微症状不易被察觉，生活并未被影响，只有在高强度运动时才会出现呼吸困难，从起病到影响日常生活至少需要 5 年时间。由此可见，慢阻肺病的起病很隐匿，很难被发现。

如果慢阻肺病没有被早期发现、早期治疗，会带来哪些后果

如果慢阻肺病未能被及时发现并去除危险因素，缺乏规范治疗，疾病将持续恶化。初期症状可能较轻，但可逐步进展至重度慢阻肺病，并出现以下症状。

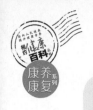

1. 轻微活动即感到喘息、气短，严重者静坐或者吃饭、洗漱、穿脱衣服都会感到呼吸困难。

2. 频繁咳嗽、咳痰，咳痰困难。

3. 食欲减退、营养不良、体重下降、肌肉萎缩。

4. 焦虑、抑郁、睡眠障碍。

5. 还可能会伴有频繁的急性加重，反复急诊就诊或者住院治疗。

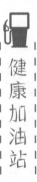

健康加油站

我国慢阻肺病诊疗现状

1. 患病率高 据全国流行病学调查数据，我国20岁及以上人群慢阻肺病患病率为 8.6%，40 岁以上人群达 13.7%，60 岁以上人群超过 27%，全国总患者数近 1 亿。

2. 知晓率低 慢阻肺病疾病名称的知晓率为9.2%，肺功能检查的知晓率为 3.6%，慢阻肺病相关知识的知晓率为 5.8%。

3. 诊断率低 我国只有 35% 的慢阻肺病患者得到及时的诊断，不到 25% 的患者接受了合理的治疗。

**4. 加强早期筛查、早期诊断是防控慢阻肺病的重要手段，希望社会各界共同努力，提高大众对慢阻肺病的认知水平，让人们对慢阻肺病能像对高血压、糖尿病一样熟悉和重视。

（刘慧招）

2. 为什么慢阻肺病患者
首选吸入药物治疗

慢阻肺病的本质是在慢性气道炎症的基础上出现了持续性气流阻塞，所以使用药物的主要目的是扩张支气管和治疗气道慢性炎症。慢阻肺病一旦确诊就需要长期治疗，即使是稳定期仍需要长期规律用药，在治疗过程中，应考虑药物的副作用，尽量选用副作用小，同时又能解决问题的药物。如呼吸道吸入药物，既可以扩张支气管，也可以治疗气道慢性炎症。

专家说

为什么慢阻肺病患者首选吸入药物治疗

因为吸入药物与口服药物相比具有很多优势，具体如下。

1. 作用直接 慢阻肺病的病变部位在呼吸道，吸入药物直接作用于呼吸道，直达靶器官，最大限度地提高靶区药物浓度从而使疗效最大化，所需药物剂量

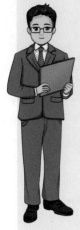

小，局部药物浓度高，在病变部位发挥作用，可改善支气管痉挛和气道炎症，比传统口服药物起效更快、更直接。

2. 作用迅速　药物吸入呼吸道后，能够立即与气道内的受体结合，迅速起效。有一些平喘药物吸入后3~5分钟就能发挥作用。而口服给药需要通过消化道吸收和血液循环输送才能到达肺部。

3. 所需药物剂量小　口服和静脉制剂都是以克、毫克为单位，而吸入药物是以微克计算，用量明显减少，可见吸入疗法所需要的药物剂量远远小于口服剂量。

4. 全身不良反应小　不经过胃肠道消化吸收，避免对胃肠道的刺激。药物不经过血液循环，可降低对肝肾功能的损害，发生全身不良反应的概率及严重程度比口服药物小很多。

5. 使用方便　可以随身携带，随时使用，而且吸入制剂种类丰富，能够满足不同人群、不同类型慢阻肺病患者的需求。

对患者来说，能够正确使用吸入装置、掌握吸入技术，定时定量吸入药物是保证疗效的基础。正确使用吸入装置可以减轻症状，减少病情急性加重的发生，减少额外的医疗支出，同时也可以降低死亡风险。

（刘慧招）

3. 为什么慢阻肺病患者需要
吸入支气管扩张剂

慢阻肺病是一种以持续呼吸道症状和气流受限为特征的慢性气道疾病，肺功能表现为阻塞性通气功能障碍，所以支气管扩张剂是慢阻肺病治疗的基石，吸入剂型为首选，其中短效药用于急性加重期按需缓解症状，长效药用于稳定期长期维持治疗。

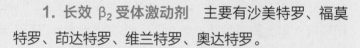

专家说

慢阻肺病稳定期患者需要吸入哪些支气管扩张剂

1. **长效 β_2 受体激动剂**　主要有沙美特罗、福莫特罗、茚达特罗、维兰特罗、奥达特罗。

2. **长效抗胆碱能药**　主要有噻托溴铵、格隆溴铵、乌美溴铵、阿地溴铵。

慢阻肺病急性加重期患者需要吸入哪些支气管扩张剂

1. **短效 β_2 受体激动剂**　主要有沙丁胺醇、特布他林、左沙丁胺醇。

2. **短效抗胆碱能药**　主要有异丙托溴铵。

吸入支气管扩张剂需要注意什么

上述内容提到了吸入药物的优势，但在实际应用

中，发现很多患者在用药时使用方法错误，药物没有吸进去，导致疗效减弱，因此吸入药物需要注意以下几点。

1. 掌握吸入技术很关键

（1）吸药前要尽量深呼气。

（2）吸药时双唇紧紧包住吸嘴，平稳地深吸一口气。

（3）吸药后移开吸入器，尽可能屏住呼吸 5~10 秒。

（4）仰头充分漱口。

2. 要详细了解不同药物的副作用，在使用过程中高度重视，密切观察

（1）**心律失常**：支气管扩张剂尤其是吸入制剂对心脏的副作用较轻，但大剂量用药或者对于一些敏感患者，仍可引起心脏的不良反应（如心悸）。如遇此情况，应先停药观察或及时就医。

（2）**肌肉震颤**：此类药物会激动骨骼肌慢收缩纤维、兴奋神经中枢，引起肌肉震颤，雾化吸入比全身给药发生率低，患者可随着用药时间延长逐渐建立耐受，肌肉震颤等症状可消失。

（3）**代谢紊乱**：糖尿病患者使用时，要注意酮症酸中毒和乳酸酸中毒。若与糖皮质激素联合使用，要注意监测电解质，避免低钾血症的发生。

3. 慢阻肺病患者需要遵医嘱长期治疗　即使没有明显症状也不可自行停药或者更改方案，应至少每 3 个月到医院评估一次，听取医生的建议。

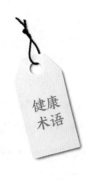

健康术语

慢阻肺病稳定期

慢阻肺病稳定期指患者咳嗽、咳痰、气短等症状稳定或症状轻微。

慢阻肺病急性加重期

慢阻肺病急性加重期是指患者出现超越日常状况的症状恶化，在短期内咳嗽、咳痰、气短或喘息加重，痰量增多，多为脓性，可伴有发热等症状。

（刘慧招）

4. 为什么有些慢阻肺病患者需要
吸入激素联合支气管扩张剂

慢阻肺病是一种以气道炎症为核心的多因素构成的慢性疾病，但和肺炎之类的炎症不同，此类炎症是一种非特异性炎症，不能依靠抗感染药（人们常说的"消炎药"）治疗，而是要通过非特异性抗炎治疗，即吸入糖皮质激素。

专家说 为什么要吸入糖皮质激素治疗非特异性炎症

气道表面有大量糖皮质激素受体，吸入糖皮质激素可以有效阻断炎症介质的释放，较好地控制炎症细胞浸润，减少分泌物渗出，降低气道反应性，有效控制炎症，舒张支气管。

哪些患者需要吸入糖皮质激素联合支气管扩张剂治疗

慢阻肺病患者吸入治疗不推荐单用糖皮质激素，需要与支气管扩张剂联合使用。对于某些已经使用了两种长效支气管扩张剂，但症状仍未得到充分控制的患者，可能需要联合吸入糖皮质激素进一步控制疾病。以下患者可考虑联合吸入治疗。

1. 慢阻肺病稳定期患者，有急性加重住院史。

2. 每年 ≥ 2 次中度急性加重。

3. 血常规中嗜酸性粒细胞 ≥ 300 个 / 微升。

4. 伴有支气管哮喘病史或合并支气管哮喘。

吸入糖皮质激素有哪些不良反应

1. 口腔真菌感染。

2. 声音嘶哑。

3. 咽痛或咽部不适。

如何应对不良反应

1. 正确使用吸入装置，向医务人员认真学习吸入气雾剂、粉雾剂的正确方法。

2. 使用药物后用清水漱口，以减少药物在口腔和咽部的沉积，避免口腔真菌感染或者声音嘶哑。

3. 临床使用吸入糖皮质激素以最低有效剂量维持。

（刘慧招）

关键词

慢阻肺病　吸入药物

5. 为什么慢阻肺病患者的 吸入药物有多种

针对慢阻肺病的病因，吸入药物的主要目的一是扩张支气管，二是治疗气道慢性炎症。目前，市面上用于慢阻肺病的吸入药物种类繁

多，组成成分主要包括抗胆碱能药、β₂ 受体激动剂、吸入性糖皮质激素，通常用的吸入剂为以上三种药物的不同组合。

 慢阻肺病患者有哪些常用的吸入制剂

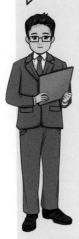

1. 长效抗胆碱能药 噻托溴铵吸入粉雾剂为长效抗胆碱能药，维持支气管扩张，不能当作急救药物使用。用法为每天一次，一次一粒。青光眼及前列腺增生患者慎用。常见的不良反应为口干、声音嘶哑。

2. 长效 β₂ 受体激动剂联合吸入性糖皮质激素

（1）**布地奈德福莫特罗吸入粉雾剂**：该药是由吸入性糖皮质激素和长效 β₂ 受体激动剂组成，可用于反复急性加重、肺功能差的慢阻肺病患者。用法为每天两次，每次一吸。使用后应立即漱口。常见不良反应为口咽部真菌感染、声音嘶哑、心悸、肌肉震颤。

（2）**沙美特罗替卡松吸入粉雾剂**：该药的组成、作用、用法、不良反应与布地奈德福莫特罗吸入粉雾剂相似。

3. 长效 β₂ 受体激动剂联合抗胆碱能药

（1）**茚达特罗格隆溴铵吸入粉雾剂**：该药是由长效 β₂ 受体激动剂和长效抗胆碱能药组成，主要用于慢阻肺病的维持治疗，能够显著改善中度和重度慢阻肺病患者肺功能，减轻呼吸困难症状。用法为每天一次，每次一吸。常见不良反应为焦虑、头痛、头昏、口干、恶心，闭角型青光眼和尿潴留患者慎用。

（2）乌美溴铵维兰特罗吸入粉雾剂：该药的成分、作用、用法、不良反应与茚达特罗格隆溴铵吸入粉雾剂相似。用法为每天一次，每次一吸。

（3）格隆溴铵福莫特罗吸入气雾剂：该药的成分、作用、不良反应与茚达特罗格隆溴铵吸入粉雾剂相似，用法为每天两次，每次两吸。

4. 长效 β_2 受体激动剂联合抗胆碱能药联合吸入性糖皮质激素

（1）布地格福吸入气雾剂：该药由长效 β_2 受体激动剂、长效抗胆碱能药和吸入性糖皮质激素三种成分组成，即三联药物，主要用于慢阻肺病的维持治疗。用法为每天两次，每次两吸。

（2）氟替美维吸入粉雾剂：该药的成分、作用、不良反应与布地格福吸入气雾剂相似，用法为每天一次，每次一吸。

（3）倍氯福格吸入气雾剂：该药的成分、作用、不良反应与布地格福吸入气雾剂相似，用法为每天两次，每次两吸。

（刘慧招）

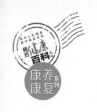

6. 为什么稳定期慢阻肺病患者
首选吸入性糖皮质激素
而不是口服激素治疗

对于慢阻肺病患者，糖皮质激素是目前临床上使用广泛而有效的抗炎制剂，包括吸入性糖皮质激素和全身性糖皮质激素。全身性糖皮质激素包括口服和静脉注射两种剂型，适用于慢阻肺病急性加重期短期使用，避免大剂量长时间应用。

专家说

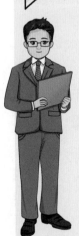

吸入性糖皮质激素的优点

吸入性糖皮质激素不仅可以减少多种炎性细胞浸润、炎症因子的表达，而且还可以抑制气道黏液高分泌、增强黏液清除，提高 β 受体的表达，降低气道高反应，减轻气道痉挛。因其局部浓度高、全身不良反应少，在稳定期慢阻肺病治疗中应用广泛。

口服糖皮质激素有哪些不良反应

糖皮质激素的不良反应与用药品种、剂量、疗程、剂型及用法等明显相关。长期大量服用会引起以下不良反应。

1. 高血压、糖尿病。

2. 满月脸、水牛背、肥胖。

3. 骨质疏松。

4. 诱发或加重感染。

5. 伤口愈合延迟。

所以，对于稳定期慢阻肺病患者如果有应用糖皮质激素的指征应首选吸入糖皮质激素治疗。

（刘慧招）

二

慢性阻塞性肺疾病的
治疗随访

7. 为什么慢阻肺病患者需要
自我评价，方法有哪些

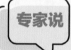
慢阻肺病早期症状不典型，可能仅有咳嗽、咳痰，当出现明显呼吸困难、活动耐量下降时，已经比较严重，治疗也更加困难。因此，慢阻肺病患者需要进行自我评价。

专家说

如何尽早知道自己患了慢阻肺病

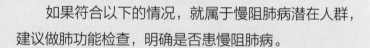

如果符合以下的情况，就属于慢阻肺病潜在人群，建议做肺功能检查，明确是否患慢阻肺病。

1. 有慢阻肺病家族史，反复咳嗽、咳痰，经常暴露于油烟中或长期暴露于粉尘环境中的工作人员。

2. 爬楼梯、做家务时比同龄人更容易出现呼吸困难、胸闷、活动能力下降的情况。

3. 40 岁以上有长期吸烟史，有活动后气急，或咳嗽、咳痰 3 个月以上的人。

4. 40 岁以下但常年吸烟或吸二手烟，或冬季在空气质量不佳的时候出现慢性咳嗽、咳白痰、胸闷、气短等症状的人。

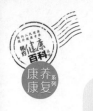

慢阻肺病患者自我评价的方法有哪些

如果有慢阻肺病的困扰，可以使用以下两个问卷进行自我评估。

1. 改良版英国医学研究委员会呼吸困难问卷（mMRC）

改良版英国医学研究委员会呼吸困难问卷（mMRC）

请勾选适合您的情况,只能勾选一处,0~4级	
0级	我仅在剧烈运动时出现呼吸困难
1级	我平地快步走或步行爬小坡时出现气促
2级	我由于气促,平地行走时比同龄人慢或者需要停下来休息
3级	我在平地走100米左右或数分钟后需要停下来喘气
4级	我因严重呼吸困难以至于不能离开家,或者在穿衣服或脱衣服时出现呼吸困难

注：0~1级为症状少，2级及以上为症状多。

2. 慢阻肺病患者自我评估测试问卷（CAT）

慢阻肺病患者自我评估测试问卷（CAT）

对于下面每项,请在最符合您当前情况的各自里标记(√)
每个问题只能勾选一项

我从不咳嗽	(0)(1)(2)(3)(4)(5)	我总是咳嗽
我一点痰都没有	(0)(1)(2)(3)(4)(5)	我有很多痰
我一点也没有胸闷的感觉	(0)(1)(2)(3)(4)(5)	我有很严重的胸闷感觉
当我爬山或爬一层楼梯时没有感觉喘不上气来	(0)(1)(2)(3)(4)(5)	当我上坡或爬1层楼时,会感觉严重喘不上气
我在家里的任何活动都不受到慢阻肺病的影响	(0)(1)(2)(3)(4)(5)	我在家里的任何活动都很受慢
尽管有肺病,但我仍有信心外出	(0)(1)(2)(3)(4)(5)	因为我有肺病,我没有信心外出

对于下面每项,请在最符合您当前情况的各自里标记(√) 每个问题只能勾选一项		
我睡得很好	(0) (1) (2) (3) (4) (5)	我睡得很不好
我精力旺盛	(0) (1) (2) (3) (4) (5)	我一点精力都没有
总分		

注:CAT 评分为综合症状评分,分值范围 0~40 分,0~10 分为轻微影响;11~20 分为中等影响;21~30 分为严重影响;31~40 分为非常影响。

如果 mMRC 评分 ≥ 2 分,和 / 或 CAT 评分 ≥ 10 分,表明呼吸困难症状明显,且对健康和日常生活产生了中等影响,建议进一步就医。

（李晓欧）

关键词

慢阻肺病　肺功能检查

8. 为什么慢阻肺病患者需要 **定期复查肺功能**

慢阻肺病是慢性呼吸系统疾病防治行动中最重要的代表疾病,我国 40 岁以上人群慢阻肺病患病率排全球第一,慢阻肺病患者人数近 1 亿人。慢阻肺病的诊断需要依靠肺功能检查,但是肺功能不是一成不变的,随着年龄增长、长期使用吸入药物、病情变化等,肺功能都会发生改变。通过检测肺功能的变化,可以监测疾病的进展情况,以

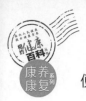

便及时调整治疗方案，使慢阻肺病患者达到最佳的治疗效果。

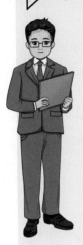

慢阻肺病患者多久复查肺功能为宜

按照《慢性阻塞性肺疾病全球创议（global initiative for chronic obstructive lung disease, GOLD ）》建议，稳定期慢阻肺病患者在规律用药后，每半年复查一次肺功能，并结合呼吸困难症状、急性加重情况，对慢阻肺病患者的疾病严重程度进行动态评估。

肺功能具体检查哪些内容

临床上常用的肺功能检查包括肺容积检查、肺通气功能检查、肺弥散功能检查、气道阻力检查、支气管反应性测定、气体分布测定、运动心肺功能检查及呼吸肌肌力检查。

慢阻肺病患者复查肺功能需要关注哪些指标

慢阻肺病患者的肺功能检查结果通常有多项异常指标，其中第一秒用力呼气容积占用力肺活量百分比（FEV_1/FVC）的降低，是评估是否存在气流受限的关键指标。而第一秒用力呼气容积占预计值百分比（FEV_1% 预计值）的变化，是评估气流受限程度的关键指标，慢阻肺病患者复查肺功能时需要额外关注以上两项结果。

（李晓欧）

9. 为什么要选择对应合适的
吸入装置

GOLD 和我国指南均一致推荐吸入疗法作为慢阻肺病患者的一线基础治疗方法。不同的吸入装置可能会影响吸入疗法的疗效，选择对应合适的吸入装置，能够有效延缓慢阻肺病的进展。

专家说

吸入装置有哪些类型

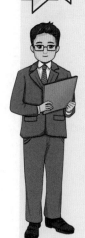

吸入制剂是慢阻肺病患者的一线用药，目前主流的吸入装置有软雾吸入剂（soft mist inhaler，SMI）、干粉吸入剂（dry powder inhaler，DPI），加压定量吸入剂（pressurized metereddose inhaler，pMDI）等。

如何选择吸入装置

慢阻肺病吸入装置的选择必须是个体化的，综合考虑患者使用装置的能力、最大吸气流速、手口协调性、患者的偏好、产品的可及性和价格等因素。

1. 对于吸气流速 ≥ 30 升 / 分钟并且手口协调性好的患者，优先选择 DPI 或 pMDI。

2. 对于吸气流速 ≥ 30 升 / 分钟但手口协调性差的患者，优先选择 DPI。

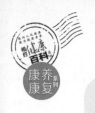

3. 对于吸气流速 <30 升 / 分钟但手口协调性好的患者，优先选择 pMDI 或 SMI。

如何保证吸入药物的疗效

临床医生需要与患者共同决策选择合适的吸入装置与药物。加强患者教育，医生和护士应向患者详细解释、演示吸入装置的正确使用方法，也可以借助图示和视频等辅助教学材料，以便患者更好地理解和掌握吸入技巧。还可以采用数字吸入装置检测患者的使用方法和习惯，以达到吸入装置使用与药物疗效的最佳效果。

（李晓欧）

常用吸入装置的使用方法

10. 为什么慢阻肺病需要
长期用药

关键词

很多慢阻肺病患者在稳定期自我感觉良好，"咳、痰、喘"症状不明显，因此有些患者提出，慢阻肺病需要天天用药吗？答案是肯定的。不坚持长期药物治疗与慢阻肺病症状控制不佳、慢阻肺病急性加重风险增加、医疗保健利用率和成本增加、健康相关生活质量下降和死亡风险增加相关。坚持长期用药是治疗慢阻肺病的关键。

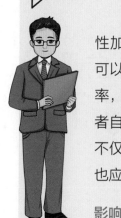

专家说

慢阻肺病患者长期用药的必要性

慢阻肺病稳定期的治疗目标是减轻症状、降低急性加重的风险。稳定期患者长期、规律、合理用药，可以预防急性加重的发生频率，延缓肺功能的下降速率，延缓疾病进展。有研究显示，稳定期慢阻肺病患者自行停药会导致症状反复、病情加重。因此，患者不仅应该在急性加重时使用药物治疗，在病情稳定后也应长期坚持遵嘱使用药物。

影响慢阻肺病患者维持长期用药的影响因素有哪些

《中国成人肺部健康研究》结果显示，在慢阻肺病患者中，不足 3% 的患者知晓自己患有慢阻肺病。肺功能检测是患者确诊慢阻肺病、评估病情变化的金标

慢阻肺病　慢性呼吸道症状　规律用药

准，然而近 90% 的患者确诊前未接受过肺功能检查。通常肺功能下降超过 50% 的患者才会出现呼吸困难等症状，因此部分患者症状缓解后就停止用药，凭主观感受自行中断治疗，此时患者肺功能水平仍低于正常。教育和引导患者遵照医嘱坚持长期用药，达到患者自我管理的目标格外重要。

此外，慢阻肺病患者由于长期患病，呼吸困难，导致生活质量下降，由此带来焦虑、抑郁等情况也是降低患者用药依从性的重要因素。通过长期、规律、合理用药提高患者的症状，结合适当、丰富的康复手段改善患者生活质量，鼓励患者坚持促进健康的行为，能够提高患者用药依从性。

（李晓欧）

11. 为什么已经按医生要求吸入药物，还会感到**胸闷**和**呼吸困难**

医生通过慢阻肺病分级标准评估工具，对于初次诊断的慢阻肺病患者，选择初始药物治疗方案。但部分患者在使用后，仍可能出现胸闷、呼吸困难等症状，导致患者难以坚持用药，同时增加患者焦虑、紧张等不良情绪，此时需要再次就医，明确胸闷和呼吸困难的原因。

关键词 呼吸困难 吸入制剂 规律用药

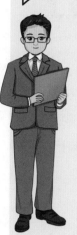

慢阻肺病的规范治疗要遵循循环管理，即评估初始药物治疗方案及非药物治疗方案（如呼吸康复、疫苗接种、自我管理教育等）后，根据结果调整治疗方案，然后再次评估患者症状，通过动态循环给予患者最优化的方案。

因此，在给药后需要进行患者随访。如果初始治疗有效，则继续维持原方案；如果效果欠佳，患者可能出现胸闷、呼吸困难等症状，主要可以从以下几个方面进行调整。

1. 首先，需要确认患者使用吸入药物的依从性，同时应该评估吸入技术的掌握情况。

2. 评估和治疗导致呼吸困难的其他原因，如冠心病、肺栓塞、呼吸肌功能障碍等因素，出现上述情况，需要同时治疗并发症。

3. 基于可治疗特征（呼吸困难和急性加重）选择、调整治疗方案，如果患者规律并正确使用吸入药物后仍出现呼吸困难，则考虑更换吸入装置或制剂。

4. 非药物治疗是否结合使用，如长期家庭氧疗、家用呼吸机治疗、呼吸康复等非药物治疗能够有效缓解患者的缺氧、二氧化碳潴留症状，能够改善患者胸闷、呼吸困难症状，若患者规律吸入药物后仍有症状，可以采用联合非药物治疗的方案。

（李晓欧）

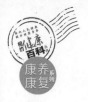

12. 为什么慢阻肺病患者不能仅
止咳，还需要祛痰治疗

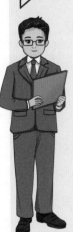

关键词

慢性气道炎症　止咳　祛痰

慢阻肺病本身具有慢性气道炎症和气道黏液高分泌的特征，加之纤毛系统功能的受损，往往会出现排痰困难的问题。潴留的痰液是微生物的"温床"，容易继发感染，如果此时痰液不能有效咳出，则导致气道阻塞，加重呼吸困难。

 专家说 慢阻肺病患者如何充分祛痰

1. 保持水分 充足的水分可以帮助稀释痰液，使其更易于排出。

2. 使用加湿器 增加室内湿度可以帮助保持呼吸道湿润，减少痰液黏稠度。

3. 合理使用祛痰药物 根据《吸入疗法在呼吸康复中应用的中国专家共识》推荐，实施祛痰技术前或过程中联合雾化吸入药物可提高痰液清除效率，因此医生可能会开具祛痰药物（如溴己新、氨溴索、乙酰半胱氨酸、桉柠蒎、愈创甘油醚、氯化铵）帮助稀释和排出痰液。

4. 学会胸部物理治疗 胸部敲击和震动可以帮助松弛呼吸道分泌物，使其更容易被咳出。也可向物理治疗师学习主动循环呼吸技术（active cycle of breathing techniques，ACBT）及其他咳嗽技术，结合药物治疗，能够更好地帮助患者排出痰液。

5. 良好的生活习惯　慢阻肺病患者戒烟能够减少气道炎症反应，有效减少痰液分泌；每日强度适当的活动或者运动，能够促进痰液排出。

6. 肺康复计划　参加肺康复计划可以学习更多关于如何有效祛痰的技巧和练习。因此，建议慢阻肺病患者可以同时在康复门诊就诊，接受排痰指导。

健康加油站

主动循环呼吸技术

主动循环呼吸技术是一种有效的用于气道廓清的胸部物理治疗方法，其原理是使肺泡充分扩张，并通过气道内空气震动使痰液松动，帮助患者排出痰液，整个过程需要患者主动参与。目前，已广泛用于慢阻肺病、支气管扩张、胸腹部手术后的患者。

主动循环呼吸技术主要由以下三个动作构成。

1. 呼吸控制　采用有靠背的椅子取坐位或床上半卧位，手放于腹部、颈部和肩部，放松，平静呼吸。鼻子吸气，腹部鼓起来，嘴呼气，腹部凹下去（张口呼吸困难或慢阻肺病患者，呼气时可采用缩唇呼吸，重复3~5次）。

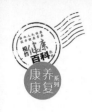
2. 胸廓扩张运动 将双手置于两侧胸壁，感受呼吸时胸廓的运动。鼻子深吸气，屏气 3~5 秒，再缓慢呼气（同样，张口呼吸困难或慢阻肺病患者，呼气时可采用缩唇呼吸，重复 3~5 次）。

3. 用力呼气技术 用鼻子深吸气，然后呵气 1~2 次。具体可分为两种方法：①平静吸气，然后深而长地哈气；②深吸气，快速、短促地哈气。如果在这个时候想咳嗽，可以直接咳嗽。咳嗽时身体稍前倾，深吸气，然后胸腹部同时用力咳嗽。

完成第二步后，可再进行第一步，或者进入第三步，直至将痰液咳出或感到疲劳结束。

（李晓欧）

关键词

慢阻肺病 抗感染药

13. 为什么慢阻肺病患者
不能随便使用抗感染药

慢阻肺病患者容易受到呼吸道感染的影响，这使他们面临两种相反的困境。一方面，有些患者为了预防感染，长期使用抗感染药，担心耐药性或药物副作用的发生。另一方面，有些患者坚决避免使用抗感染药，这可能导致病情急性加重和肺功能受到损害。实际上，慢阻肺病患者使用抗感染药的时机和方式应遵循特定的指导原则，以确保既有效预防和控制感染，又避免不必要的风险。

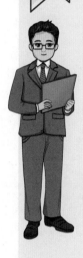

专家说 **导致慢阻肺病患者出现呼吸道感染的病原体有哪些**

慢阻肺病患者免疫功能较低，气道及肺组织结构被破坏，使呼吸道病原体更容易定植，引起呼吸道感染。常见的导致慢阻肺病患者出现呼吸道感染的病原体包括病毒、细菌、真菌及非典型病原体。病毒常见呼吸道合胞病毒、鼻病毒、流行性感冒病毒、新型冠状病毒；主要细菌包括肺炎链球菌、铜绿假单胞菌等；主要真菌包括念珠菌、曲霉菌；非典型病原体常见肺炎支原体、结核分枝杆菌。

对于上述大部分病原体使用抗感染药并不对症，不恰当使用抗感染药可能会带来细菌耐药、肝肾功能损害、肠道菌群失调等副作用。因此，需要判断患者是否应该使用抗感染药。

慢阻肺病患者使用抗感染药的指征

遵循《慢性阻塞性肺疾病全球创议》有关抗感染药使用的指征，如果患者发生急性加重，表现为咳脓痰并且呼吸困难加重，或者咳脓痰并且痰量增加，或者需要呼吸机辅助通气，那么患者需要使用抗感染药治疗。住院患者建议抗感染药使用疗程为 5~7 天，门诊患者建议抗感染药使用疗程不超过 5 天。

（李晓欧）

三

慢性阻塞性肺疾病的非药物治疗

14. 为什么慢阻肺病患者需要
家庭氧疗

慢阻肺病患者需要家庭氧疗的主要原因是肺部功能受损，无法有效地从空气中获取足够的氧气。家庭氧疗可以提高氧合血红蛋白浓度，增加组织供氧，提高心、肺、肾功能，降低肺动脉压，延缓肺源性心脏病进展，纠正呼吸衰竭，提高睡眠质量及改善神经精神症状，从而使患者提高生存率、减少住院次数和时间、增加运动耐力和生活质量。那么，哪些患者需要长期家庭氧疗？

哪些慢阻肺病患者需要长期家庭氧疗

患者需要长期家庭氧疗的具体指征如下。

1. **持续低氧血症的患者** 这些患者在休息时，血液中的氧气饱和度持续低于正常水平，通常指脉搏血氧饱和度（saturate pulse oxygen，SPO_2）低于88%~90%。

2. **有严重呼吸困难且伴有低氧血症的患者** 即使在休息状态下，这些患者也会感到明显的呼吸困难，并且血氧水平低。

3. **肺动脉高压或右心功能不全的患者** 长期低氧血症可能导致肺动脉高压或右心室功能受损，家庭氧疗可以帮助改善这些状况。

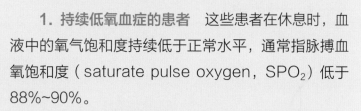

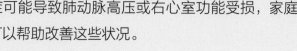

关键词

家庭氧疗 限制性给氧

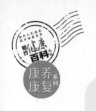

4. 睡眠时低氧血症的患者 一些慢阻肺病患者可能在夜间睡眠时出现血氧水平下降，需要在睡眠期间使用家庭氧疗。

家庭氧疗的注意事项

1. 初始家庭氧疗一定要在医务人员指导下进行，氧气供应来源、给氧方式、氧气流量、每日吸氧时间、疗程等都要有严格的规定。

2. 家庭氧疗一般采用鼻导管或鼻塞吸氧，应用限制性给氧方式，氧浓度为 25%~29%，相当于氧流量每分钟 1~2 升，每日吸氧持续时间大于 15 小时。

3. 吸氧期间要注意保持鼻导管的通畅，每天吸氧完毕，要注意及时清洗鼻导管、湿化瓶。每天记录氧疗时间、氧流量及氧疗后的病情变化，定期复查血气分析，学会自我观察，如果在吸氧后发绀减轻，呼吸减慢、平稳，心率减慢或精神好转，表示吸氧有效，应继续坚持。

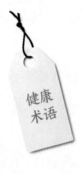

长期家庭氧疗

长期家庭氧疗是指患者脱离医院环境后返回社会或家庭而施行的长期氧疗，包括持续应用和间歇应用。对于休息状态下有明确低氧血症的患者，建议每日吸氧 15 个小时以上。通常建议包括夜间睡眠的持续氧疗，尤其是存在夜间低氧血症加重的患者。

（刘　妮）

15. 为什么慢阻肺病患者需要
监测**脉搏氧饱和度**

慢阻肺病患者在日常活动中常会因血氧饱和度下降而出现呼吸困难，但随着病程的进展，慢阻肺病患者对缺氧的耐受性逐渐增强，导致体内缺氧程度和呼吸困难的实际感受不匹配，甚至可能导致严重缺氧而未及时发现，延误治疗时机。因此，慢阻肺病患者需要实时监测脉搏氧饱和度，对于及时发现是否缺氧有重要意义。监测脉搏氧饱和度有哪些优点及注意事项呢？

专家说

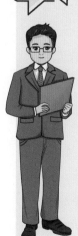

监测脉搏氧饱和度的优点

脉搏氧饱和度监测具有无创、连续、准确、迅速和方便的特点，且脉搏氧饱和度监测和动脉血氧饱和度有很好的相关性。因此，在一定条件下，监测脉搏氧饱和度可以反映血液中的血氧浓度，能敏感地检测出低氧血症，常被视为"第五生命体征"，是慢阻肺病患者常用的监测方法。

监测脉搏氧饱和度的注意事项

在使用脉搏氧饱和度仪测量时，为确保数值准确性，应注意以下几点。

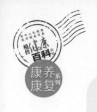

1. 血管条件　血管畸形、动脉狭窄等会影响手指血液循环，使脉搏氧饱和度数值不准确。因此，确保被测量手指及手臂没有上述情况。

2. 温度方面　低体温会引起周围血管收缩，可能造成对低氧血症的识别延迟。因此，寒冷环境下应注意肢端保暖，避免影响脉搏氧饱和度数值。

3. 运动或噪声伪影　寒战、癫痫发作、传感器受压等情况可导致监测波形不稳定。此外，运动测量时应将被测量手指和脉搏氧饱和度仪贴合好，尽量避免被测量手指活动。

什么时间监测脉搏氧饱和度最佳

慢阻肺病合并呼吸衰竭的患者，监测脉搏氧饱和度可以及时发现机体是否缺氧及缺氧严重程度，还可以根据监测结果初步判断是否需要持续吸氧，以及调整吸氧浓度等。机体脉搏氧饱和度会随着不同病理生理状态而动态变化，因此，可以在一天多个时间段监测。推荐慢阻肺病患者可以分别在静息状态下和活动状态下测量，能够更好地反映机体不同需氧、耗氧状态下的血氧情况。

健康成人脉搏氧饱和度的正常范围为96%~98%。有二氧化碳潴留风险的患者，推荐脉搏氧饱和度为88%~93%，对于无二氧化碳潴留风险的患者，推荐脉搏氧饱和度为94%~98%。慢阻肺病患者脉搏氧饱和度尽量控制在90%以上，不低于88%，理想状态在95%左右即可。

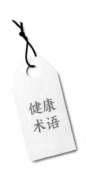

血氧饱和度

血氧饱和度是指血红蛋白实际结合的氧气与氧容量的百分比，是衡量血液携带输送氧气能力的指标。

脉搏氧饱和度监测

脉搏氧饱和度监测是根据分光光度计比色原理，将探头指套固定在人体的指端甲床，利用手指作为盛装血红蛋白的透明容器，使用波长 660 纳米的红光和 940 纳米的近红外光作为射入光源，测定通过组织床的光传导强度，来计算血氧饱和度的监护手段。

（刘　妮）

16. 为什么慢阻肺病患者要
长期低流量低浓度氧疗

慢阻肺病患者由于气道阻力增大、气流受限和过度充气，逐渐出现慢性缺氧和二氧化碳潴留，此时呼吸中枢对二氧化碳反应较迟钝，呼吸调节主要依靠机体低氧状态对外周化学感受器（颈动脉体、主动脉体）的刺激来维持。这种情况需要给予低流量低浓度吸氧。高流量吸氧会导致二氧化碳潴留更为严重，有可能会发生二氧化碳麻痹甚至呼吸停止。

长期氧疗可以代替用药吗

氧疗是非药物治疗手段中一个重要的措施。药物治疗是慢阻肺病患者的治疗基石，可以减轻气道炎症，延缓肺功能下降，缓解患者各种症状，提高运动耐力、生活质量等。氧疗和药物本身具有不同的作用，两者应该同时进行，不能互相替代。

开始吸氧就再也不能停了吗

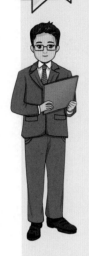

慢阻肺病的特征是持续存在的气流受限和相应的呼吸系统症状。目前，无论是药物、非药物（包括氧疗、康复等），以及外科手段等都不能根治该病，且随着时间的推移，病情会逐渐进展。但是，慢阻肺病是可预防和治疗的慢性气道疾病，氧疗是控制疾病快速进展，延长生存期、提高存活率的有效方法。所以，如果患者达到了氧疗指征，建议患者终身氧疗。

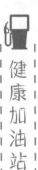

健康加油站

吸氧浓度计算

鼻导管吸入氧气体积分数与氧流量有关。在潮气量500毫升，频率20次/分钟，呼气末暂停0.5秒，吸呼比1:2，口鼻腔容量50毫升，氧流量≤5升/分钟的情况下，可采用吸氧浓度（%）=21+4×氧流量（升/分钟），计算吸氧浓度。

低浓度低流量吸氧为氧浓度小于 35%，相当于鼻导管氧流量 1~2 升 / 分钟，不超过 3 升 / 分钟。

（刘　妮）

17. 为什么有些慢阻肺病患者需要**佩戴无创呼吸机**

慢阻肺病的基本病理生理学改变是气道阻力增大、气流受限和过度充气，导致呼吸做功增加和呼吸动力下降，呼吸肌易疲劳，体内的二氧化碳也难以正常排出。慢阻肺病患者在使用无创呼吸机时，吸气时给予较高的压力，使气体更易进入肺部，血气交换更充分。当患者呼气时，呼吸机则会主动降压，人为地制造一个压力差，通过这个压力差就可以顺利地将肺泡内多余的气体排出，可减轻二氧化碳潴留。无创正压通气还可以使严重慢阻肺病患者疲劳的呼吸肌得到休息，改善呼吸肌疲劳，提高患者生活质量。那么，哪些患者需要佩戴无创呼吸机呢？

专家说 哪些慢阻肺病患者需要使用家庭无创呼吸机

　　1. 伴有乏力、严重呼吸困难、嗜睡等症状的患者。

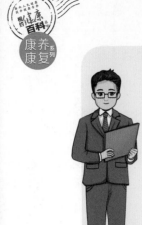

2. 存在低氧伴或者不伴二氧化碳升高的患者，血气分析 $PaCO_2 \geq 55$ 毫米汞柱或在低流量给氧情况下 $PaCO_2$ 为 50~55 毫米汞柱，伴有夜间血氧饱和度（SPO_2）<88% 的累计时间占监测时间的 10% 以上（吸氧后）。

3. 经规范药物和非药物（包括足量的支气管扩张剂和 / 或吸入性糖皮质激素、氧疗等）治疗后病情没有改善的患者。

4. 有阻塞性睡眠呼吸暂停低通气综合征、心力衰竭等并发症患者。

哪些慢阻肺病患者不适合使用家庭无创呼吸机

1. 气道保护能力差、咳嗽功能差或吞咽功能损坏伴有慢性误吸的患者。

2. 气道分泌物多，有窒息风险的患者。

3. 患者或其家庭成员不积极接受治疗者。

4. 无法配合或不理解无创呼吸机治疗者。

使用家庭无创呼吸机的注意事项

1. 重视对基础疾病的治疗和对可能存在的伴发疾病（如睡眠呼吸暂停综合征、哮喘等）的处理。

2. 在选择使用家庭无创呼吸机前，应由有无创正压通气经验的医师根据病史、体检、试验性治疗的反应等作出详细的判断和记录。如条件允许，应在医院内进行无创正压通气治疗，并接受医护人员的指导和健康教育，待患者基本适应后回家进行。此后亦应时常接受医护人员的指导以提高无创呼吸机的使用效果。建议使用 2 个月后进行疗效评价，若患者依从性良好（每天通气 5 小时）并取得满意疗效则继续使用无创呼吸机。

3. 注意人机同步性，避免漏气，保持气道通畅。在开始治疗的过程中要有人在床边护理和密切监测，并根据监测结果及时调节通气模式和参数。

（刘　妮）

18. 为什么推荐有些慢阻肺病患者使用**经鼻高流量湿化氧疗**

对于慢阻肺病稳定期患者，存在长期氧疗指征时，可以尝试应用经鼻高流量湿化氧疗（high-flow nasal cannula oxygen therapy, HFNC），通过加温、湿化装置使气体达到人体最适宜的温度、湿度，可以有效改善患者氧合，提高氧疗的舒适性。并在一定范围下对患者鼻、咽等部位发挥清洗作用，从而提高患者的吸氧浓度，降低二氧化碳浓度，提高患者的运动耐量和生活质量。

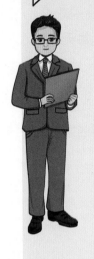

专家说 经鼻高流量湿化氧疗与无创呼吸机的区别

经鼻高流量湿化氧疗与无创呼吸机的区别

比较项目	经鼻高流量湿化氧疗	无创呼吸机
连接方式	主要通过鼻塞进行治疗	主要通过口鼻面罩、鼻罩、全脸罩等进行治疗
压力支持	通过高流量气体提供不稳定的气道正压，辅助通气效果有限	可以设置不同水平的通气支持和模式，预设压力相对稳定
人机配合	基本不需要人机配合，不需要呼吸切换	需要人机配合
舒适度	舒适感较好	舒适感较差，有幽闭感
气道保护	有利于患者咳嗽和气道保护	重症患者要注意气道保护和湿化问题
治疗目标	主要关注恒温恒湿和提供相对精确的 PaO_2	主要关注改善患者通气与换气功能，解决低氧血症和高碳酸血症，缓解呼吸肌疲劳

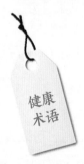

健康
术语

经鼻高流量湿化氧疗

经鼻高流量湿化氧疗是指一种通过高流量鼻塞持续为患者提供可以调控并相对恒定吸氧浓度（21%~100%）、温度（31~37℃）和湿度的高流量（8~80升/分钟）吸入气体的治疗方式。该治疗设备主要包括空氧混合装置、湿化治疗仪、高流量鼻塞以及连接呼吸管路。

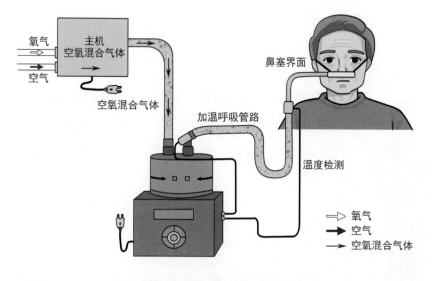

经鼻高流量湿化氧疗仪示意图

主机
空氧混合气体

氧气

空气

空氧混合气体

空氧混合气体

加温呼吸管路

鼻塞界面

温度检测

⇨ 氧气
➡ 空气
→ 空氧混合气体

（刘　妮）

关键词

烟草　戒烟

19. 为什么慢阻肺病患者
要**戒烟**

　　研究表明，吸烟者慢阻肺病患病风险显著高于不吸烟者，且吸烟时间越长、吸烟量越大，慢阻肺病患病风险越高。《慢性阻塞性肺疾病全球创议》指出，戒烟是预防慢阻肺病发生的关键措施和重要干预手段，也是防止慢阻肺病进一步恶化的最有效措施。

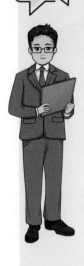

专家说

吸烟的危害

烟草烟雾中的有害物质会引发肺部的炎症反应，导致肺组织的损害，永久性地影响气道扩张和收缩，进而阻碍吸入和呼出肺内的空气流通，发生慢阻肺病的症状，如气短、咳嗽、咳痰等，同时也加重了缺氧的情况，增加了肺部感染的风险，导致急性加重的发生。

慢阻肺病患者戒烟的益处

戒烟对慢阻肺病患者来说最明显的益处就是症状的改善，戒烟能够减少有害气体对慢阻肺病患者呼吸道的刺激，大部分慢阻肺病患者在戒烟后咳嗽、咳痰的次数会明显减少。同时，戒烟也被证明可以延缓慢阻肺病病情进展，从根本上改变慢阻肺病的自然病程。戒烟后肺功能（FEV_1）下降速度减慢，部分人有可能恢复至不吸烟者的水平，伴肺功能下降的中年吸烟者如果能戒烟，就可能避免严重或致死性慢阻肺病急性加重的发生。

健康加油站

戒烟的方法

1. 戒烟应彻底选择某日开始完全停止吸烟，不要在戒烟后尝试吸烟，即使是一口烟。

2. 回忆、总结以前尝试戒烟中的成功经验与失败原因。

3. 制订戒烟计划设定戒烟日；告诉家人、朋友、同事，自己已决定戒烟；处理掉身边与吸烟有关的全部物品，在完全戒烟前做到家与办公室无烟。

4. 控制吸烟欲望，改变与吸烟密切相关的生活行为习惯，如改变清晨的行为顺序，先洗漱、吃饭，再上卫生间等；建立一些补偿行为，可借用一些替代物，如饮水、咀嚼无糖口香糖等。对戒烟中可能遇到的问题，如戒断症状、香烟诱惑等做好心理准备。

5. 处理戒断症状，如"感觉紧张、烦躁"——做深呼吸，散步；"不能集中精力"——减少工作负担；"感觉身体疲乏，总想睡觉"——保证充足睡眠；"总想吃东西"——多吃一些蔬菜、水果进行替代，不要吃高热量的零食。也可采用戒烟药物缓解戒断症状。

6. 限酒，在戒烟期间，饮酒会降低戒烟成功率。

7. 家庭中的其他吸烟者鼓励全家吸烟者共同戒烟，至少要求他们不在戒烟者面前吸烟。

（陈亚红）

20. 为什么**戒烟后**
慢阻肺病不能好转

慢阻肺病是一种不可逆的慢性气道疾病，但是戒烟能有效减缓慢阻肺病的进展，一味地依赖治疗手段而不去除造成疾病的根源，不但不能有效缓解，甚至会更加恶化。

专家说 戒烟后慢阻肺病不能好转的原因

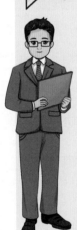

1. 不可逆的肺损伤 慢阻肺病是一种长期的慢性疾病，通常在患者吸烟多年后才会显现症状。吸烟对肺部造成的损伤往往是不可逆的，包括肺泡破坏、气道变窄和支气管壁增厚。虽然戒烟可以防止损伤进一步恶化，但无法逆转已经造成的损伤。

2. 炎症持续存在 即使戒烟慢阻肺病患者的肺部炎症反应也可能持续存在。这是因为长期吸烟导致的炎症反应已经成为慢性状态，戒烟后炎症不会立即消失。

3. 肺功能的自然衰退 随着年龄的增长，所有人的肺功能都会自然下降。对于已经患有慢阻肺病的患者，即使戒烟后，这种自然的功能衰退仍然会继续，可能会掩盖戒烟带来的部分好处。

（陈亚红）

21. 为什么有时候戒烟需要 选择**药物干预**

吸烟会导致多种疾病，很多吸烟者渴望健康，尝试戒烟，然而最终都以失败告终。为什么有些吸烟者戒烟如此之难？为什么香烟如此令人着迷？这都跟香烟中的重要成分——尼古丁相关。

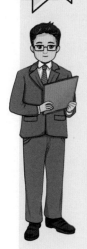

专家说

烟草依赖的原因

长期吸烟会让人产生烟草依赖，即尼古丁成瘾，俗称"烟瘾"。尼古丁是导致烟草依赖的物质基础，通过口、鼻、支气管黏膜被机体吸收，粘在皮肤表面的尼古丁亦可被吸收入体内，主要作用于中枢神经系统，引起多巴胺等神经递质的释放并产生奖赏效应，于是人体对尼古丁就有了心理依赖。许多吸烟者知道吸烟的危害，并有意愿戒烟，但因烟草依赖而不能控制吸烟行为，这时就需要戒烟药物的帮助。

戒烟药物的起效原理

戒烟药物在戒烟初期能有效帮助缓解烟瘾，主要通过三条途径：一是以假乱真，使用尼古丁替代疗法药物，它比烟草中的尼古丁先进入人体，逐渐挤占身体对烟草尼古丁的依赖，同时还能减轻戒烟期间出现

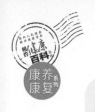

的各种不适症状。二是降低吸烟欲望，如安非他酮，降低吸烟者对尼古丁的渴求，且不引起戒烟综合征。三是使用对神经元中的尼古丁受体有高度亲和力及选择性的尼古丁阻断剂，如酒石酸伐尼克兰，可有效消除吸烟的乐趣，降低了烟草中尼古丁对尼古丁受体及多巴胺系统的激动作用，进而减少对吸烟的渴求。其中，尼古丁替代疗法药物属于非处方药，可通过药店柜台购买；而安非他酮、酒石酸伐尼克兰属于处方药，需要到医院戒烟门诊或呼吸内科就诊，凭医师处方经药师调配后才能得到。

目前，普遍的观点认为，戒烟药物能够有效帮助患者戒烟，可以减轻戒烟过程中的痛苦，降低吸烟人群各种致死性疾病的发病风险。戒烟药物的主要目的是减轻戒断症状和戒烟过程的痛苦。大多数人戒烟失败主要是因为戒断症状，一般人的戒断症状维持 1~3 周，最痛苦的是第 1 周。借助戒烟药物，戒烟成功率可接近 50%。也有研究表明，药物干预可将戒烟成功率提升6 倍。

（陈亚红）

慢性阻塞性肺疾病急性加重的管理

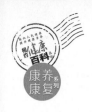

22. 为什么有些慢阻肺病
急性加重患者
可以居家治疗

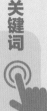
慢阻肺病急性加重表现为慢阻肺病患者呼吸道症状突然恶化，如呼吸困难加重、喘息、胸闷、咳嗽加剧、痰量增加、痰液颜色和／或黏度改变以及发热等，也可表现为心悸、全身不适、失眠、嗜睡、疲乏、抑郁和意识不清等。

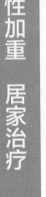

居家治疗指征

1. 呼吸频率 20~30 次／分钟。

2. 未应用辅助呼吸肌群（包括用力吸气时，除膈肌、肋间外肌的收缩外，胸锁乳突肌、背部肌群、胸部肌群等发生收缩，参与扩张胸廓；用力呼气时，除膈肌、肋间外肌的舒张外，肋间内肌、腹肌等发生收缩，参与收缩胸廓）。

3. 无精神意识状态改变。

4. 无二氧化碳分压升高。

如何预防慢阻肺病急性加重

1. 慢阻肺病患者需要坚持服用药物，吸入治疗是慢阻肺病最基础的，也是最重要的治疗方法。

2. 需要患者立刻戒烟，并避免接触二手烟等。

3. 定期接种肺炎链球菌疫苗及流行性感冒疫苗，降低呼吸道感染的可能性。

4. 适当进行体育锻炼，增强体质，增强自身免疫力，并及时增添衣物，避免着凉。

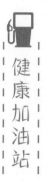

健康加油站

居家管理方案

1. 坚持长期规律吸入药物。

2. 非药物治疗

（1）**长期家庭氧疗：**可有效控制疾病进展、延长生存期、减少医疗费用。吸氧流量以 1 升 / 分钟开始，30 分钟后再调整氧流量，一般情况下建议患者吸氧流量以 2 升 / 分钟的流量为宜；吸氧时间为 8~24 小时 / 天；为避免细菌感染，要定时清洗或更换鼻导管；氧疗时应远离火炉、炊具、燃气灶、蜡烛等火源。

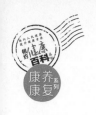

（2）**有效咳嗽与排痰**：能预防患者因痰液阻塞从而引发呼吸困难加重。

（3）**良好的生活习惯**：早睡早起，保证足够的睡眠时间；同时也要保持心情舒畅、心态平和。

（4）**适量运动**：可以改善患者肺通气功能，提高呼吸肌肌力，增强机体免疫力。

（5）**均衡饮食**：提倡均衡摄入蛋白质、维生素、矿物质等。建议每天摄入合理的高蛋白类食物，包括鱼、肉、蛋、奶、豆类和坚果，多吃蔬菜、水果等。

（陈亚红）

23. 为什么有些慢阻肺病急性加重患者需要到急诊就诊

慢阻肺病急性加重最常见的病因是呼吸道感染，包括病毒或细菌感染。其他诱发因素包括吸烟、空气污染、吸入变应原、外科手术、应用镇静药物等，而肺内外合并症也是加重呼吸道症状的常见原因。

慢阻肺病急性加重的症状

慢阻肺病急性加重和症状（exacerbations and symptoms in COPD，ESCO）评分条目有 10 项，除呼吸道症状外，还包含有体温和呼气流量峰值（peak expiratory flow，PEF）测试。

慢阻肺病急性加重和症状评分表

条目	症状	评分
1	呼吸困难	如果发生轻度以上呼吸困难,则得分为 1.0
2	痰量	如果从基线值增加更多的痰量,则得分为 0.5。痰量:<1 汤匙,>1 汤匙,>1/4 杯
3	痰色	如果颜色从初始值发生变化,则得分为 0.5;如果初始值为无色或白色,并且变化为黄色、绿色或棕色,则得分为 0.5。如果初始值为无色、白色、棕色或黄色,并且变化为绿色,则得分为 0.5
4	痰稠度	如果从无、水样或稀薄到浓稠的变化,则得分为 0.5;如果痰液浓稠度与基线相比没有变化,则得分为 0
5	呼气流量峰值	如果≤基线的 80%,得分为 1.0
6	体温超过 37.8℃	如果答案是"是",则得分为 0.5
7	咳嗽	所有轻微症状,如果两个或多个轻微症状为"是",并且与基线相比有所变化,则得分为 0.5
8	喘息	
9	咽喉痛	
10	鼻塞	

当 ESCO 量值较基线恶化时才给予赋分,根据条目权重赋分值为 0.5 或 1.0 分,总分增加达到 1.0 分可做出急性加重预警。

关键词

慢阻肺病急性加重 急诊就诊

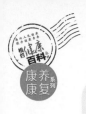

急诊治疗指征

急剧加重的气短或喘息；新发胸痛；更加剧烈、频繁地咳嗽，特别是痰量增多或痰颜色改变时；高热（体温 >38.8℃）；出现流行性感冒样症状。

（陈亚红）

慢阻肺病患者在什么情况下
需要到急诊就诊

24. 为什么有些慢阻肺病急性加重患者**需要住院**

慢阻肺病急性加重的治疗目标是减轻急性加重症状，改善并发症，预防再次急性加重的发生。

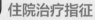

专家说

住院治疗指征

①呼吸频率 >30 次 / 分钟；②应用辅助呼吸肌群；③精神状态急剧改变；④低氧血症不能通过吸氧浓度超过 40% 来改善；⑤高碳酸血症即二氧化碳分压较基础值升高或 >60 毫米汞柱或出现酸中毒（pH 值 ≤ 7.25）。

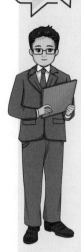

慢阻肺病急性加重的严重程度分级

慢阻肺病急性加重的严重程度受到基础疾病严重程度、并发症等众多因素影响，目前尚缺乏理想的分级标准。根据《慢性阻塞性肺疾病急性加重诊治中国专家共识（2023 年修订版）》，建议慢阻肺病急性加重严重程度分级如下。

1. 无呼吸衰竭　呼吸频率 20~30 次 / 分钟；不使用辅助呼吸肌；精神状态无变化；低氧血症可以通过鼻导管吸氧或文丘里面罩吸氧［吸入氧浓度（fraction of inspired oxygen，FiO_2）为 28%~35%］而改善；二氧化碳分压无增加。

2. 急性呼吸衰竭 - 不危及生命　呼吸频率 >30 次 / 分钟；使用辅助呼吸肌；精神状态无变化；低氧血症可以通过文丘里面罩吸氧（FiO_2 为 25%~30%）而改善；高碳酸血症即二氧化碳分压较基线升高，或升高至 50~60 毫米汞柱（1 毫米汞柱 = 0.133 千帕）。

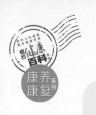

3. 急性呼吸衰竭 - 危及生命　呼吸频率 >30 次 / 分钟；使用辅助呼吸肌；精神状态急性变化；低氧血症不能通过文丘里面罩吸氧或 FiO_2>40% 而改善；高碳酸血症即二氧化碳分压较基线值升高，或 >60 毫米汞柱或存在酸中毒（pH ≤ 7.25）。

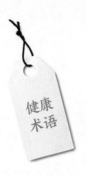

高碳酸血症

高碳酸血症是指因通气不足或者二氧化碳产生过多，导致动脉血中二氧化碳浓度升高。正常动脉血二氧化碳分压是 35~45 毫米汞柱，平均是 40 毫米汞柱，如果二氧化碳分压 >45 毫米汞柱，称为高碳酸血症，临床上又称"呼吸性酸中毒"。

（陈亚红）

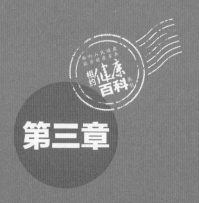

第三章

慢阻肺病患者日常生活中
的注意事项

慢性阻塞性肺疾病的
营养管理

1. 为什么慢阻肺病患者需要重视 饮食营养

关键词

慢阻肺病患者常常会有腹胀、消化不良的感觉，自我感觉"不想吃东西、没有胃口"。这其实是"呼吸困难 - 食欲缺乏 - 不想活动 - 活动耐量降低 - 活动时呼吸困难加重"的恶性循环。为了更好地改善机体的营养状况，达到有效康复锻炼的目的，慢阻肺病患者更需要合理的膳食结构和均衡的营养搭配。

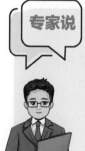

专家说

大多数慢阻肺病患者会存在长期的低氧血症，需要足够的血红蛋白进行运输，而老年人往往因为骨髓的造血能力下降引起贫血，加重器官缺氧。对于造血而言，铁和叶酸是两个非常重要的原料。含铁丰富的食物包括动物肝脏、瘦肉、鸡蛋黄和动物血制品等，这些食物中的铁利用率也非常高，是补铁的不错选择。富含叶酸的食物主要是一些新鲜蔬菜和水果，如西蓝花、油菜、青菜、西红柿、蘑菇、猕猴桃、樱桃、草莓等。在进食这些食物的同时，可以多吃富含维生素C的食物，以及适当摄入蛋白质，一方面是更好地促进铁和叶酸的吸收，另一方面是更好地促进机体利用铁。另外，有些食物对于铁的吸收是"有害"的，如咖啡因和酒精，过多饮用会刺激胃酸分泌，影响人体对铁的吸收和利用。

营养吸收 生活质量

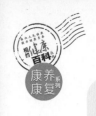

　　优质蛋白也是慢阻肺病患者在康复过程中不可或缺的营养物质。慢阻肺病患者常常因为胸闷、气短症状而导致疲乏无力、肌肉萎缩，甚至因此出现焦虑、抑郁的症状。所以，建议患者适当摄入高蛋白食物，如牛奶、鸡蛋、瘦肉、鱼肉等，补充机体所需氨基酸，防止肌肉组织减少，以提高运动康复的效果，提高患者的生活质量，形成一个有效的良性循环。

　　很多慢阻肺病患者由于长期缺氧状态未能得到及时治疗或者治疗不当，往往会导致骨骼中钙盐的流失，同时因为活动量减少，长期在室内活动，维生素 D 生成不足，进一步加重骨质疏松。因此，应该在饮食中增加钙的摄入，如牛奶、奶制品、虾皮、豆制品等，同时适当补充维生素 D，以促进钙的吸收和利用。

　　所以，慢阻肺病患者保持饮食平衡，摄入足够的营养物质，无论是在提高生活质量还是在提高康复效果方面均具有非常重要的意义。

（徐　钰）

2. 为什么有的慢阻肺病患者瘦，而有的慢阻肺病患者胖

关键词

营养 运动

在现实生活中，常常看见被诊断慢阻肺病的患者，有的体形较胖，有的体形较瘦，这是为什么呢？

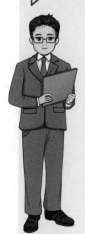

影响体重的因素有很多，从慢阻肺病本身看，不同患者的临床表现不一样。有的患者以"肺气肿"为主，常常表现为胸闷、喘息，而咳嗽、咳痰的症状不重，这类患者多为体形消瘦的老年人。有的患者以"慢性支气管炎"为主要表现，咳嗽、咳痰较多，口唇呈黑紫色，常常是相对年轻、体胖的人。

当然，还有其他因素可以导致慢阻肺病患者的体型差异。

1. 营养摄入对体重的影响很大，慢阻肺病患者由于咳嗽、气短常常导致食欲缺乏、能量消耗增加。而由于"没有胃口"，很多患者营养物质摄入不足，长期营养不良导致消瘦。另外，很多慢阻肺病患者由于长期的低氧血症，影响了胃肠道的运动和吸收功能，也会导致营养吸收不良，体重下降。

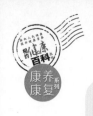

2. 活动量减少也会对体重产生影响。很多慢阻肺病患者由于长期咳嗽、咳痰、活动后气短，常常不愿意参加户外活动，久而久之会影响日常活动量。这些患者由于活动量下降，四肢肌肉萎缩而腹部、背部脂肪增加，进一步加重患者呼吸困难的症状，形成恶性循环。

3. 老年患者常常合并其他疾病，如甲状腺功能减退、糖尿病、心脏病等，这些疾病也可能对身体的代谢造成影响，从而影响患者的体重。

值得注意的是，患者的体型可能与遗传、个体差异、合并疾病、营养状态和活动量等多种因素相关。对于慢阻肺病患者，保持适当的体重对身体健康是有利的，过重或过轻都可能对健康产生负面影响，因此，一定要制订合理的饮食和运动计划，以维持健康状态。

（徐　钰）

3. 为什么要重视慢阻肺病患者的
营养状况

大量慢阻肺病患者体型都是消瘦的，这些患者由于抵抗力较差，在疾病急性加重时往往恢复较慢。目前的研究发现，轻度偏胖的患者

（BMI 介于 25~29kg/m²）在疾病加重时比消瘦的患者恢复得更快。

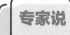

重视慢阻肺病患者的营养状态，需要从三个方面说起

首先，在慢阻肺病患者中，营养不良普遍存在，主要表现在蛋白质、能量和微量营养素的缺乏。蛋白质在机体中起到非常重要的作用，是身体的重要组成物质，同时起到维持生命活动、调节代谢、增强抵抗力的重要作用。能量是身体活动的基础，在日常活动中，能量供应主要依赖于糖和脂肪。微量元素虽然在体内的含量较少，但参与了机体的物质代谢、激素和酶的合成利用、维生素的合成利用等生命活动的重要环节。而慢阻肺病患者常常因为呼吸困难、咳嗽、咳痰等疾病状态，导致食欲缺乏，同时机体因缺氧也会导致胃肠道黏膜受损，对营养素的吸收减少。

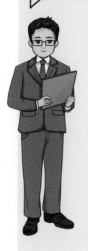

其次，我们需要了解营养不良给慢阻肺病患者带来的恶劣后果。蛋白质是合成肌肉的重要原料，因此长时间缺乏蛋白质会导致患者肌肉萎缩和功能下降，进而加重呼吸疲劳和呼吸困难的症状。营养不良会导致免疫功能下降，使患者更容易被病毒和细菌感染。在我国，呼吸道感染常常是导致慢阻肺病急性加重的重要原因。

最后，慢阻肺病患者的营养不良不仅影响疾病的发展和预后，还会影响患者的生活质量，身体虚弱、疲乏等表现均可能影响患者的日常生活。

慢阻肺病患者由于呼吸急促等表现，对热量的需求比正常

营养状况营养需求 体重指数

同龄人更高，在康复阶段，更需要根据运动量制订合理的营养供给。因此，对于慢阻肺病患者的营养支持，应该采取综合性个体化方案，包括增加蛋白质摄入、提供充分的能量、补充必要的微量元素等，以满足患者在不同阶段的营养需求。

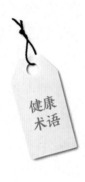

体重指数

体重指数（body mass index，BMI）是用体重（千克）除以身高（米）的平方得到的。若BMI<18.5kg/m² 为消瘦，18.5kg/m² ≤ BMI<25kg/m² 为正常体重，25kg/m² ≤ BMI<30kg/m² 为超重，BMI ≥ 30kg/m² 为肥胖。但在判定时，需要结合身体的肌肉、脂肪比例情况综合评估。

（徐　钰）

4. 慢阻肺病患者
消瘦的危害有哪些

人们常说"有钱难买老来瘦"，但在临床工作中医生常常鼓励消瘦的慢阻肺病患者适当多补充营养，长"胖"一点，这是为什么呢？

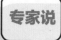

专家说

慢阻肺病患者消瘦都有哪些危害

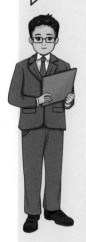

首先，慢阻肺病患者由于运动量减少、食欲缺乏，普遍存在营养不良的情况，消瘦的患者表现更甚。这些患者除四肢肌肉萎缩外，呼吸肌也会受累而出现不同程度的萎缩。肌肉结构的萎缩会导致其功能减退，导致收缩力、耐力下降。患者在急促呼吸时很快会因为肌肉无力而影响呼吸，加重呼吸困难的症状。

其次，消瘦的慢阻肺病患者存在营养不良的恶性循环。患者消瘦时，能量供应不足，会导致中枢神经系统、呼吸系统、消化系统等重要器官、系统功能下降，也使人体对缺氧的反应能力下降，加重低氧对人体的损害。消化器官供氧不足，可进一步导致消化、吸收能力下降，使患者营养不良状态进一步加重，形成恶性循环。

再次，慢阻肺病患者出现消瘦可能是受不同原因导致的综合结果。除缺氧、活动减少导致的食欲缺乏、消化吸收不良外，有些慢阻肺病患者由于存在不同的并发症，联合使用多种药物，一些药物也会导致患者食欲缺乏，从而使身体机能下降。在呼吸道疾病流行的季节，尤其是冬春季，常因为病毒或细菌的感染导致疾病加重，严重影响生活质量，甚至可能危及生命。

最后，消瘦的患者由于营养不良容易合并一些肺外并发症，如骨质疏松、感染等。

关键词

消瘦 营养不良 缺氧

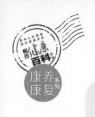

因此，对于慢阻肺病患者，通过合理的饮食和适度的运动，提高自身的营养水平，改善身体素质，增强机体抵抗力，有助于更好地抵御疾病，保障身体健康。

（徐　钰）

关键词

营养不良　热量

5. 为什么"胖"或"瘦"都有可能是**营养不良**

在生活中我们可能存在一个误区，当看到一个人的时候，喜欢用"胖"或"瘦"评价他的营养状态，常常觉得人越胖，就是营养状态越好。其实只根据一个人的体型判断其营养状态是不全面的。

专家说

营养不良是一个描述健康状态的词语，通常是指不适当或者不足的饮食导致了营养不足的后果。它可以是由摄入不足、吸收不良或各种原因过度消耗造成的营养不足；也可以是由暴饮暴食或过度摄入某一种营养物质导致的营养过剩。在贫困地区常见的营养不良是因为缺乏足够的营养物质导致难以维持身体机能的情况；而在经济发达地区，则更多的是由于不适当的节食、暴饮暴食或不均衡饮食造成的营养不良。营

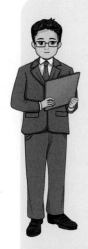

养不良通常包括蛋白质-能量营养不良和微量元素营养不良两方面。

慢阻肺病患者出现消瘦的原因

1. 进食过少，尤其是蛋白质和热量摄入不足。

2. 吸收不良也是摄入不足的一个重要因素，由于长期慢性缺氧引起消化功能下降，导致人体无法消化吸收食物中的营养物质，从而导致消瘦。

3. 精神因素也是一个重要的影响因素，很多慢阻肺病患者由于咳嗽、咳痰、呼吸困难等症状导致精神压力过大，出现焦虑、抑郁等情绪问题，影响食欲和消化功能，从而导致消瘦。

慢阻肺病患者出现肥胖的原因

1. 饮食结构不合理，一些家庭存在"患者就应该补充营养"的观点，因此导致慢阻肺病患者大量摄入高热量、高脂肪、高糖和高盐的食物，这种不均衡的饮食结构会导致体内脂肪含量增高，而蛋白质和肌肉组织减少，容易出现代谢紊乱，引发营养不良。

2. 一些慢阻肺病患者因为存在活动后呼吸困难而自行减少活动量，缺乏锻炼会导致体内营养消耗不足，脂肪堆积，同时也会导致肌肉萎缩，进一步加剧营养不良。

因此，不能只根据"胖"或"瘦"评估一个人的营养状态，还需要根据患者的饮食情况、肌肉状态、皮下脂肪等进行综合评估。

（徐　钰）

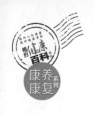

6. 为什么慢阻肺病患者要注意
蛋白质的补充

　　蛋白质的重量大约占人体体重的 20%，它是构成人体细胞、组织的重要组分，是维持生命活动的物质基础，人体每个细胞和组织器官的功能实现都需要蛋白质参与。在机体的保护机制中，如伤口的愈合和清除侵入体内的病原体都需要蛋白质参与。

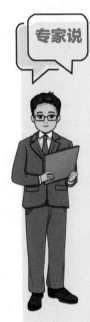

专家说

　　慢阻肺病患者由于机体的炎症反应会导致能量大量消耗，同时食欲缺乏也会导致营养摄入不足，这些情况会进一步降低机体免疫力和抵抗力，影响病情的进展，形成恶性循环。因此，对于慢阻肺病患者而言，应适当增加蛋白质的摄入量，改善身体机能。推荐慢阻肺病患者每天适量食用含有优质蛋白的食物，以补充身体所需的营养物质。同时也要适量限制碳水化合物和脂肪的摄入，避免肥胖。增加膳食纤维摄入有助于帮助慢阻肺病患者控制体重，改善肠道功能和预防便秘，使营养物质更好地吸收。

哪些食物能为慢阻肺病患者提供优质蛋白

　　1. 各种肉类，如牛肉、羊肉、猪肉、鸡肉都是富含蛋白质的肉类，同时含有多种必需氨基酸；深海鱼，如鲑鱼、金枪鱼、鳕鱼等也是优质蛋白的来源，特别是富含对心血管健康有益的 ω-3 脂肪酸。

2. 豆类富含植物性蛋白质，也含有丰富的必需氨基酸，尤其是赖氨酸的含量较高；豆类食物还含有丰富的纤维素和植物固醇，有助于降低血胆固醇水平。

3. 坚果和种子类食物，如杏仁、核桃、腰果和芝麻中含有多种必需氨基酸和"健康的"脂肪酸。

4. 鸡蛋是一种优质蛋白来源，含有多种必需氨基酸、维生素 D 和铁元素等重要营养物质。

5. 乳制品，如牛奶、酸奶、奶酪不但能提供蛋白质，同时含有丰富的钙和维生素 D，有益于骨骼健康。

需要注意，慢阻肺病患者虽然对蛋白质的需求度很高，但也不能过度食用，以免增加消化系统的负担。同时，对于合并某些并发症的患者，如肾脏疾病，对蛋白质的摄入有特别的要求，应该充分咨询专科医生后再行选择。

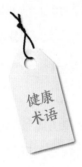

必需氨基酸

组成人体蛋白质的氨基酸有 21 种，其中 8 种是人体细胞不能合成的，它们是赖氨酸、色氨酸、苯丙氨酸、甲硫氨酸、苏氨酸、异亮氨酸、亮氨酸、缬氨酸，这些氨基酸必须从食物中获取，因此被称为必需氨基酸。

（徐　钰）

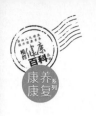

7. 不同类型维生素和慢阻肺病有什么关系吗

我们常听到"缺乏维生素"这样的说法，那么，到底缺的是什么维生素呢？应该怎么补充？

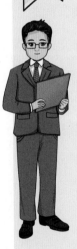

专家说

维生素可以分为脂溶性和水溶性两类

脂溶性维生素包括维生素 A、维生素 D、维生素 E、维生素 K。这一类的维生素不溶于水，但是可以溶解于脂肪，它们在动物肝脏、绿色蔬菜、谷物、豆类中含量丰富，是人体不可缺少的元素。但是也要注意，过多食用含有脂溶性维生素高的食物可能导致其在体内蓄积而中毒。

水溶性的维生素包括 B 族维生素和维生素 C，这些维生素可以溶解于水，可以随着尿液排出，因此在体内储存较少。水溶性维生素常常存在于动物肝脏、肉类、豆制品、奶类中。这一类维生素缺乏也会导致相应的疾病。

慢阻肺病患者由于食欲缺乏、摄入减少、营养吸收能力下降等原因，以及对不同种类维生素的需求不同，常常会出现维生素缺乏的情况，其中以维生素 A、维生素 C 和维生素 D 的缺乏最为常见。

不同的维生素在生命过程中都具有其重要作用，饮食均衡、适度运动才更有利于慢阻肺病患者的营养状态。

不同维生素的作用

维生素 A 具有维持骨骼、上皮组织、视力和黏膜上皮分泌等多种生理功能，同时也是维护免疫功能的必需元素。当缺乏维生素 A 时，患者会发现自己出现在暗环境下视力减弱、眼干的症状，也会出现皮肤角化、脱皮等症状。但更重要的是呼吸道上皮由于角质化，使"自我清洁"的能力下降，导致抵抗力下降，出现呼吸道容易感染的情况。动物肝脏、蛋黄、奶制品中含有较多的维生素 A；红黄色及深绿色蔬菜、水果中含有胡萝卜素，在消化吸收的过程中会被人体转化为维生素 A。

维生素 C 具有抗氧化、延缓细胞衰老和凋亡的功能，同时能促进胶原蛋白合成，在止血、伤口愈合中具有重要的作用。维生素 C 缺乏会导致维生素 C 缺乏症。新鲜蔬菜和水果中富含维生素 C，正常饮食情况下，无须额外补充。

维生素 D 的功能是促进钙盐更新，既往在进行骨质疏松检查时发现维生素 D 降低。同时，维生素 D 有促进皮肤细胞生长、分化和调节免疫功能的作用。富含维生素 D 的食物有海鱼、动物肝脏、蛋黄、奶油等，但是需要注意，直接摄入的维生素 D 并没有生理功能，需要在阳光的照射下才能转化为有功能的维生素 D_3。慢阻肺病患者由于长期缺乏户外运动，导致维生素 D_3 缺乏。

（徐　钰）

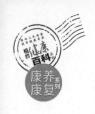

8. 慢阻肺病患者
吃什么蔬菜更合适

营养均衡是保证健康的一个重要条件，慢阻肺病患者由于呼吸困难、缺氧等因素导致运动量减少、食物摄入减少，常常出现身体必需营养物质摄入不足的情况。蔬菜是每餐必不可少的食物，而其所含的多种营养元素是慢阻肺病患者必需的。

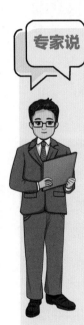

专家说

首先，新鲜蔬菜中富含维生素C，有助于增强慢阻肺病患者的免疫力，提高抵抗力，减少呼吸系统感染和因此导致的慢阻肺病急性加重。其次，蔬菜中富含的膳食纤维有助于促进患者肠道蠕动，改善消化功能，缓解因缺乏运动引起的便秘。再次，蔬菜中还含有多种微量元素，如钙、铁、锌等，这些微量元素对患者身体健康非常重要，如钙和铁对维持骨骼健康、预防贫血起到关键作用。最后，一些蔬菜（如菠菜、芹菜等）含有丰富的植物蛋白、碳水化合物、胡萝卜素、B族维生素等营养成分，有助于保障患者的营养需求。

慢阻肺病患者适宜食用富含维生素、膳食纤维和多种微量元素的新鲜蔬菜，同时兼顾营养均衡、合理搭配，更好地增强身体素质，提高抵抗力。

下列蔬菜可以作为慢阻肺病患者
餐桌上的优选品

1. 白菜含有丰富的维生素C、叶绿素、胡萝卜素、矿物盐等，还含有膳食纤维和少量的碳水化合物、蛋白质。

2. 菠菜富含膳食纤维，以及丰富的维生素A、维生素C、叶酸，含有一定量的铁。

3. 西红柿含有丰富的番茄红素、有机酸、维生素C、氨基酸等。

4. 胡萝卜含有大量的胡萝卜素，以及碳水化合物、脂肪、蛋白质、维生素A、维生素B、果胶、纤维素、花青素、钙、铁等。

5. 白萝卜含有粗纤维、芥子油、木质素、淀粉酶、维生素C、微量元素等。

6. 黑木耳含有丰富的膳食纤维，有助于缓解慢阻肺病患者的便秘症状。

7. 芹菜富含膳食纤维和维生素C。

（徐　钰）

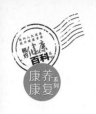

9. 慢阻肺病患者**多喝牛奶、多吃奶制品**好吗

牛奶是一种传统的天然乳品，牛奶和乳制品是膳食中蛋白质、钙、磷、维生素 A、维生素 D 和维生素 B$_2$ 的重要来源之一。新鲜牛奶中，水分占重量的 90% 左右，蛋白质含量约占 3%，主要由酪蛋白构成，还含有乳清蛋白、乳球蛋白、免疫球蛋白和酶等多种蛋白质。牛奶中大约含有 3% 的乳类脂肪，以甘油三酯为主，也含有胆固醇、磷脂、亚麻酸、亚油酸和短链脂肪酸。其糖分主要为乳糖，含量为 3%~5%，含量不多，升糖指数不高，适合合并糖尿病的患者适量饮用。

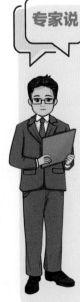

专家说

从牛奶的营养价值能够看出，慢阻肺病患者适量饮用牛奶，对身体健康十分有益。乳糖在肠道中能促进钙、铁、锌等矿物质的吸收，提高它们的利用率，促进肠道乳酸菌（特别是双歧杆菌）繁殖，改善肠道菌群，并促进 B 族维生素的合成。牛奶中几乎含有人体所需的各种维生素，同时也富含钙、磷、钾、硫、镁、铜、锌、锰等身体所需的元素。

但是食用牛奶和奶制品，也有一些误区。市场上很多乳饮料、乳酸饮料和乳酸菌饮料，其实并不是牛奶和奶制品。这些饮料往往使用牛奶、水、白糖、乳酸等物质配制而成，在食用时应注意观察其标注的营养成分表，尤其是糖尿病患者应注意减少糖的摄入。其次，不同的奶制品含糖量也不同，比如甜炼乳中含有大约 16% 的蔗糖，而淡炼乳中则没有糖分。

应该注意，如果慢阻肺病患者合并一些其他疾病，就不宜饮用牛奶。首先是乳糖不耐受症人群，这些人群由于体内严重缺乏乳糖酶，饮用牛奶后会刺激大肠蠕动加快，容易导致腹泻。其次是患有消化道疾病的人群，牛奶和奶制品促进胃酸的分泌，会诱发和加重消化道疾病。最后是对牛奶过敏的人，这类人群对牛奶中的蛋白过敏，可能会诱发腹痛、腹泻等胃肠道症状或哮喘等疾病的发生。

因此，在规避这些危险因素后，慢阻肺病患者适量饮用牛奶或食用奶制品对身体健康是非常有益的，睡前半小时喝适量牛奶，还具有安神的作用，有助于提高睡眠质量。

（徐　钰）

二

慢性阻塞性肺疾病的
生活方式管理

10. 为什么慢阻肺病患者要进行 呼吸训练

有许多慢阻肺病患者就医后都被建议进行呼吸训练运动，为什么需要进行此项运动是很多患者的疑问。

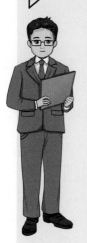

慢阻肺病是一种以呼吸气流持续受限为特征的疾病，"肺康复"这一概念在 20 世纪 70 年代被提出，通常指采取有循证医学依据、多学科的综合性措施对慢性肺部疾病患者进行干预。临床研究指出，对稳定期慢阻肺病患者实施肺康复训练对于改善呼吸困难及提高生活质量具有重要意义。肺康复的措施有很多种，呼吸训练是其中重要措施之一，可以通过腹式呼吸及缩唇呼吸训练等方式进行。缩唇 - 腹式呼吸联合训练具有操作简单、方便等优点，通过这些训练可以提高慢阻肺病患者的呼吸肌功能，减轻呼吸困难症状，促进患者运动耐力的提升，有助于缓解患者焦虑、抑郁的情绪，促进肺功能提高，提高生活质量和患者满意度。

缩唇呼吸

缩唇呼吸的步骤是经鼻腔吸气后用嘴呼气，呼气过程中嘴唇收缩呈吹口哨样，这个动作能通过增加气

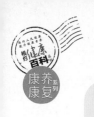

道阻力，降低呼气速率，从而避免肺内的小气道提前塌陷闭合，有利于肺泡内气体排出，同时也有助于下一次吸气时吸入更多的新鲜空气，增加潮气量及增强运动耐力，缓解缺氧症状，改善肺功能。

腹式呼吸

腹式呼吸时可以将手置于腹部上，吸气时鼓起腹部，呼气时腹部凹下去。在这一过程中能增大膈肌活动度，使吸气时肺容积增加，也让最重要的呼吸肌——膈肌得以锻炼，增加肺动态顺应性和肺通气量，从而达到改善肺功能的目的，缓解慢阻肺病呼吸困难的程度。

（齐亚丽）

11. **中医治疗**对慢阻肺病患者有效果吗

目前，慢阻肺病患者就诊时多在西医科室，因此常常采用西药的方案进行治疗。很多患者在治疗时也存在疑惑，中医治疗慢阻肺病的效果如何？是否可以选择中医中药对疾病进行辨证施治？

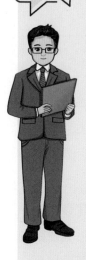

慢阻肺病多属于中医学的"喘病"范畴。从中医学来说，慢阻肺病的病理性质为本虚标实，稳定期以虚为主，可见气（阳）虚或者气阴两虚兼有痰瘀；急性加重期以实为主，可见痰邪（痰热、痰湿）阻肺或痰瘀互阻，常兼气虚或气阴两虚；急性加重危险窗期，则虚实夹杂、虚实各半，邪实渐去，本虚渐露，可见痰湿、痰瘀与气虚、气阴两虚相互兼杂。所以中医中药根据这些情况，常常选择调补肺肾、清化宣降作为治疗策略。

在慢阻肺病稳定期时遵循"缓则治其本"的原则，选择扶正为主，兼顾祛邪的治疗方案。而在急性加重期则遵循"急则治其标"的原则，以清热、涤痰、活血、宣降肺气、开窍立法，兼顾气阴的治疗策略。中医医生会根据不同患者的具体情况辨证施治，选择合适的治疗方案进行个体化治疗。

健康加油站

中医中药对慢阻肺病的临床治疗效果已经得到了临床实证，在我国《慢性阻塞性肺疾病中西医结合诊疗指南（2022 版）》中指出，中医辨证联合西医规范治疗对各期慢阻肺病患者均适用，且具有良好的效果及较高的安全性。

（齐亚丽）

关键词

中医治疗 辨证论治

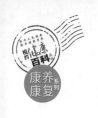

12. 为什么**吸烟**与**不吸烟**都会患**慢阻肺病**

关键词

吸烟　遗传因素

吸烟作为慢阻肺病的危险因素早已明确，那么为什么存在一部分不吸烟的慢阻肺病患者呢？

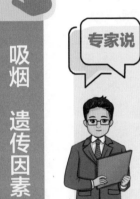

专家说

吸烟时产生的烟雾中含有的焦油、一氧化碳、氰气酸和丙烯醛等有害物质能够使支气管纤毛运动发生障碍以及减弱肺泡吞噬细胞的吞噬功能，使气道局部的抵抗力降低，此外，还能够引起支气管痉挛，使气道阻力增加，所以吸烟的人慢阻肺病发生率较高。

但是，我们需要注意到导致慢阻肺病的因素是多维度的，虽然吸烟是我国导致慢阻肺病的主要危险因素，仍有很多其他因素可能会导致或加速慢阻肺病的发生、发展。

首先，遗传因素是非常重要的内在因素。目前的科学研究已经证实了一些基因变异和慢阻肺病之间存在关联性。其次，一些吸入的粉尘，如使用生物燃料（柴火、牛粪等），职业工作中接触的粉尘，环境污染等也会导致慢阻肺病的发生。最后，肺发育不成熟是一个重要的危险因素，早产儿、低体重儿在成年后容易罹患慢阻肺病。

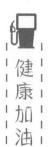

导致慢阻肺的危险因素分为内在和外在两个方面，我们应该尽量减少接触相关的危险因素。生活和工作环境中的烟雾和粉尘是导致慢阻肺的重要危险因素，因此戒烟以及避免长时间、大量吸入各种粉尘是自我保护的重要措施。

（齐亚丽）

关键词

焦虑 抑郁

13. 为什么**情绪会影响慢阻肺病**的发展

慢阻肺病患者在平时生活中总感到一动就喘，从而不喜欢出门散步、参与社交活动，长此以往就会越来越不愿意出门。这个过程常常会形成一个恶性循环，患者的活动越少，情绪就越差，肌肉萎缩更会使活动量减少。因此，不同情绪状态下的慢阻肺病患者疾病进展情况也有差异。

专家说

慢阻肺病常合并多个系统的并发症，如心脏功能衰竭、骨质疏松等。而且慢阻肺病本身是一个需要终身治疗的疾病，常常在各种危险因素（如呼吸道病毒

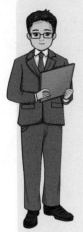

感染）的影响下，出现急性加重的情况。

有研究显示，在慢阻肺病病情进展中，大多数患者会因症状久治不愈和病情反复发作而困扰，逐渐丧失劳动能力，导致出现较严重的焦虑、抑郁等情况，从而影响生活质量。这些患者也常常因为慢阻肺病的急性加重而住院，不良情绪与住院时间长、死亡率较高等不良后果相关。

因此，在慢阻肺病患者的病程中，关注其情绪变化至关重要。及时进行心理评估，了解患者是否存在焦虑、抑郁的问题，及时在医生、家属的共同努力下，鼓励患者改变不良生活方式，积极参与到各项社交活动中。从而达到提高慢阻肺病患者生活质量的目的，使他们能更好地开展社交活动，改善焦虑、抑郁等不良情绪。这些室外活动也有助于提高患者的各项身体机能，利于患者的肺康复锻炼。

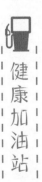

应多鼓励慢阻肺病患者外出，进行适量运动和适当的社交活动，避免长时间的久坐、居家，养成良好的生活习惯，舒缓心情，避免焦虑、抑郁等不良情绪的出现。

（齐亚丽）

14. 为什么慢阻肺病患者会有**桶状胸**的变化

多数慢阻肺病患者就诊查体时会听见医生说"桶状胸"这个词，或在胸片或胸部 CT 报告上看见这个词语。"桶状胸"和慢阻肺病有什么关系，为什么会出现这样的变化呢？

关键词

胸廓　桶状胸

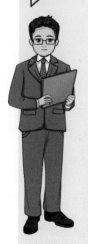

桶状胸指胸廓前后径增加，有时与左右径几乎相等，从外观上看，胸廓呈圆桶状，肋骨斜度变小，其与脊柱夹角常大于 45°，肋间隙增宽饱满，腹上角增大。最常见于严重肺气肿患者，亦可见于老年人或矮胖体型者。

慢阻肺病患者肺泡的正常结构被破坏，弹性减弱甚至消失，使呼气时肺内气体不能被有效地呼出，大量气体滞留在肺内，导致肺体积增大，也就是我们所说的"肺气肿"。在这样的情况下，由于肺体积增加，胸廓也相应地被"撑起来"，胸廓前后径增大，形成了我们所说的"桶状胸"。

所以，在听到和看到"桶状胸"这个词语的时候无须过度紧张，它是由于肺部慢性气道阻塞导致的肺气肿和肺功能减退所致，也反映了慢阻肺病患者的疾病进展程度，需要及时治疗和管理。

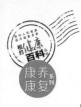

健康加油站

桶状胸是慢阻肺病患者一个较为特征性的改变，在日常生活中应注意观察身体的变化。在早期发现异常时，可以通过积极地治疗和肺康复锻炼来减缓病程的进展。

（齐亚丽）

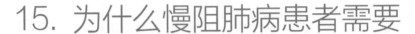

15. 为什么慢阻肺病患者需要
长期规律应用
吸入性药物

在治疗过程中，我们常常听医生说吸入性药物治疗是慢阻肺病治疗的基础，可以通过正确的药物使用，配合健康生活方式来控制病情的进展速度，但是为什么要长期应用吸入性药物呢？

专家说

慢阻肺病是一种进展性疾病，慢性气道炎症会导致小气道和肺泡的结构、功能所受的影响逐渐加重，患者表现为阻塞性通气功能障碍进行性加重，呼吸功能越来越差。吸入性药物的优点是直接作用在靶部位——小气道，减轻局部炎症，扩张气道，改善气道

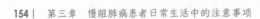

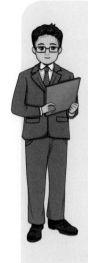

阻塞的问题。

慢阻肺病患者长期规律应用吸入性药物的原因

　　1. 通过使用吸入性药物控制疾病进展　长期使用吸入性药物可以减少患者的气道炎症和阻塞，从而减缓疾病的进展速度。

　　2. 减轻症状　规律使用吸入性药物可以帮助患者减少呼吸困难、咳嗽和其他呼吸道症状的发作，提高生活质量。

　　3. 减少急性加重　目前，有研究证实通过长期使用吸入性药物可以降低患者急性加重和住院的风险。

　　4. 规律使用药物，提高治疗效果　长期规律使用吸入性药物，能维持药物在小气道局部的浓度，从而增加药物的疗效，减少副作用。

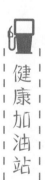

健康加油站

　　针对吸入性药物，正确应用吸入装置是保证治疗效果的关键。同时，正确使用吸入性药物和提高患者用药依从性可以预防和控制症状，减少急性加重的频率和严重程度。因此，在治疗开始时需要对患者的肺功能进行评估，结合患者的症状表现、急性加重频率等情况，选择相应的吸入性药物作为起始治疗。

（齐亚丽）

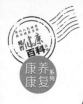

怎么选择适合自己的吸入装置

关键词

高海拔地区　低氧环境

16. 为什么不建议慢阻肺病患者到**高海拔地区旅游、定居**

高海拔地区呼吸系统疾病的患病率和病种有别于低海拔地区。有资料统计，高海拔地区呼吸系统疾病的患病率高于低海拔地区，慢阻肺病患病率较高。那么，为什么不建议慢阻肺病患者到高海拔地区旅游、定居呢？

专家说

高海拔地区有高寒、缺氧、干燥、多风沙、日夜温差较大的特点，给人们的健康带来了一定的影响，其中高寒、缺氧起决定性作用。需要指出的是，高海拔地区并不是空气中的氧气浓度降低了（和低海拔地

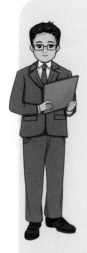

区一样，这些地方的氧气浓度都是 21%），只是因为高海拔地区的气压降低，吸入同样体积的空气时，其中的氧分子大大减少，因而导致了缺氧的表现。

缺氧时还会导致机体出现一系列变化。

1. 低氧时，肺动脉收缩可引起肺动脉压力升高，这会增加心脏负担和机体缺氧的严重程度。

2. 低氧时，会导致血管内皮损伤，增加血栓形成的风险。

3. 低氧时，纤维蛋白的溶解系统功能障碍，肺细小血管和毛细血管内有血栓形成。

4. 低氧时，肺组织释放大量的神经介质使毛细血管通透性增加，引发肺水肿。

5. 低氧时肺表面活性物质分泌减少，导致肺不张和肺部感染风险增加。

因此，低氧环境对慢阻肺病患者的影响是非常严重的。慢阻肺病患者本身就存在着呼吸困难和血氧含量不足的问题，而在低氧环境中这些问题会进一步加剧。

低氧环境会导致患者体内氧气不足，加重呼吸困难，加速肺部功能减退，导致肺动脉高压升高、心脏负担加重。患者在低氧环境下容易出现一系列缺氧症状，如气促、胸闷、乏力、头晕、心悸等，严重时甚至会导致呼吸衰竭。

健康加油站

慢阻肺病患者尽量避免在低氧环境下长时间停留，同时应该随时携带氧气瓶以备急需。在高海拔地区，慢阻肺病患者需要特别注意防护措施，保持良好的室内空气质量，避免外出活动。此外，定期复诊，遵医嘱进行治疗和康复锻炼也是非常重要的。

（齐亚丽）

关键词

睡眠质量 情绪因素

17. 如何提高慢阻肺病患者的

睡眠质量

很多慢阻肺病患者经常说，一晚上没睡几个小时，想睡又睡不着，导致白天无精打采，为什么会这样？部分患者可能是因为咳嗽、咳痰，也有部分患者可能因为长期疾病的困扰，存在焦虑情绪，表现为睡眠结构改变、睡眠深度变浅以及出现夜间容易觉醒的情况，从而影响睡眠质量。

专家说

由于咳嗽、咳痰症状及疾病状态，慢阻肺病患者较正常人更易出现睡眠障碍和低氧血症。尤其是老年慢阻肺病患者，他们的睡眠和觉醒周期也在发生改变，

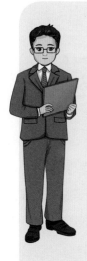

在睡眠过程中会频繁出现持续时间较长的觉醒，从而引起白天疲劳感及小睡次数的增多。年龄较高者的机体状态较差，疾病相对较重，加之年龄因素导致的睡眠问题，其睡眠障碍情况相对突出。

而焦虑抑郁等负性情绪状态较为突出者，其睡眠状态受情绪心理状态影响，表现出入睡困难、睡意较差等多种情况，综合表现出睡眠障碍。

因此，通过吸入药物、长期氧疗、呼吸康复有助于改善患者的呼吸道症状，心理疏导以及科学的运动有利于缓解焦虑情绪，从而提高患者的睡眠质量。

健康加油站

存在睡眠困难的慢阻肺病患者，可以通过以下方法来进行改善。第一，适当的身体活动有助于提高睡眠质量，慢阻肺病患者可以进行一些轻松的运动，如散步或者瑜伽等康复锻炼。第二，调整睡眠环境，确保睡眠环境舒适安静，温度适宜。第三，尽量保持规律的作息时间，固定睡觉和起床时间，有助于调节睡眠节律。第四，避免摄入刺激物，如咖啡因和酒精，尽量避免在睡前暴饮暴食和过量饮水。

（全莉娟）

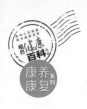

18. 为什么要鼓励慢阻肺病患者积极参加**日常社交活动**

一动就喘、整天都在吸氧、浑身乏力，很多慢阻肺病患者因为各种各样的原因不愿意出门，不愿意参加社交活动，而是长期待在家中，活动量越来越少。在慢阻肺病的康复锻炼中，应积极鼓励患者参加各种社交活动，以达到有效的康复目的。

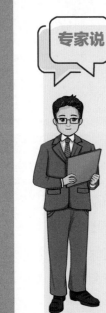

专家说

作为没有接触过医学知识的人而言，对一个疾病的认识往往是通过阅读科普文章或者听人诉说了解的，因此，往往对疾病缺乏全面的认识，非常容易"钻牛角尖"，出现焦虑、抑郁的不良情绪。在这个时候，单靠医生或家人的劝解往往"收效很差"，鼓励患者积极参加力所能及的社交活动，可以及时帮助其清除不良情绪。尤其是参加一些医院或者机构组织的"患者交流群""病友群"，能在罹患相同疾病的人群中更好地寻找到认同感，引导患者认识慢阻肺病，正视疾病，积极应对疾病，乐观生活。

慢阻肺病患者可以根据自己的身体状态来选择一些轻中度的活动，以促进肌肉的康复锻炼，改善心情，提高生活质量。以下活动方式可能对患者的锻炼康复有帮助。

1. 户外散步或快走。

2. 瑜伽、太极等气功类。

3. 社交性质的团体活动，如音乐会、舞会或广场舞等。

4. 一些轻松的手工艺制作或书画班。

5. 小型聚会或聚餐活动。

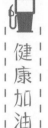

健康加油站

多参加社交活动不仅有助于消除不良情绪，维持神经肌肉功能，还能增强免疫力。良好的社交关系有助于减少人紧张时肾上腺释放的去甲肾上腺素、肾上腺素等化学物质，避免对免疫细胞功能的影响。

（全莉娟）

19. 为什么要保持居室卫生

为什么要强调居室卫生？因为慢阻肺病患者与普通人群相比，小气道处于一种长期、慢性的炎症状态，这样的状态对于环境中的有害颗粒、病原微生物的敏感性较高，在遇到这些物质时，往往会导致病情的急性加重，出现咳嗽、咳痰、呼吸困难等表现。

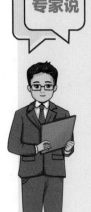

慢阻肺病是一种结构性肺病，病变部位发生在小气道和肺泡，由于结构的改变，肺组织的"自我清洁"能力明显下降，一旦有外界因素的侵犯，容易导致急性加重。因此，慢阻肺病患者在平时生活中应该注意居室清洁问题。

首先，保持居室空气清新是非常重要的。慢阻肺病患者需要避免接触尘埃、污垢和有害气体。可以通过定期通风和使用空气净化器来保持室内空气清新。

其次，保持居室整洁也很关键。定期清洁地板、窗户、家具和床上用品，可以降低尘螨和霉菌的滋生，减少过敏反应。

最后，慢阻肺病患者应坚决戒烟和避免被动吸烟，居室内也应禁止吸烟，以保护患者的健康。

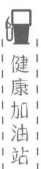

健康加油站

居室卫生对慢阻肺病患者的健康至关重要。定期清洁、保持空气清新是必须做到的，这样可以减少病情加重的风险，提高生活质量。房屋建筑要拥有良好的采光和通风性能，选择环保装修材料，降低化学物质带来的影响。如果条件允许，可以安装空气净化器，同时尽量不要使用地毯，避免地毯上的灰尘刺激患者的呼吸道。在打扫卫生时，要戴防尘口罩。

（全莉娟）

20. 慢阻肺病患者
户外活动要**戴口罩**吗

户外活动时要戴口罩吗？慢阻肺病患者经常被这个问题困扰，戴口罩感觉空气不流通，很憋闷，不戴口罩又怕有人咳嗽，被传染疾病，闻到各种气味后特别容易咳嗽……所以到底戴还是不戴口罩呢？

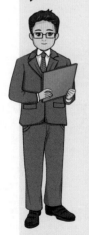

专家说

　　近年来，随着呼吸道传染病的流行，戴口罩已经成为了一些人外出时的标准配置。戴口罩有以下优点：①戴口罩可以避免与不同人之间的呼吸道飞沫接触，降低病毒、支原体和细菌等病原体传播的风险，减少交叉感染的风险。②在空气中除了导致感染的致病源外，还有很多有害物质，如灰尘、空气污染物，以及导致呼吸道过敏的花粉类物质等，在空气污染时，佩戴口罩外出，能有效降低这些物质对呼吸道的刺激和损害。③戴口罩有助于帮助人们保持良好的卫生习惯，避免用脏手触碰面部、口鼻，勤洗手，更好地保持社交距离。④慢阻肺病患者更容易受到感染或过敏物质的影响。戴口罩可以帮助阻挡空气中的粉尘、花粉、细菌和病毒，有效保护呼吸道免受外界"坏因素"的影响。

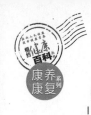
慢阻肺病患者因为长期的胸闷、气促感，比较喜欢空气流通的空间，不太喜欢戴口罩，所以经常可以看到很多患者即使在住院期间，也喜欢用风扇对着自己吹，以缓解呼吸困难的症状。因此，关于戴或不戴口罩其实是需要分场合的，如果在重度污染天气出门，因为一氧化氮、二氧化硫等有害气体会刺激支气管黏膜，产生毒性作用，损坏肺部的清洁功能，应避免去有烟尘的场所，建议患者出门戴好口罩。如果在空气清新，温度、湿度适宜，空气流通性比较好的地方，可适当考虑不戴口罩。

（全莉娟）

21. 为什么说**接种疫苗**
能提高慢阻肺病患者的免疫力

每年冬季，都会有关于流感疫苗、肺炎链球菌疫苗接种的通知，很多慢阻肺病患者会有疑问，除了常规的加强营养、改善睡眠以及科学运动可以提高免疫力外，这些疫苗是否可以提高慢阻肺病患者的免疫力，减少疾病急性发作呢？

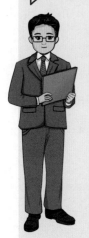

流行性感冒病毒、肺炎球菌是十分常见的呼吸系统感染性疾病的病原体，其极有可能加剧慢阻肺病病情。尤其是老年慢阻肺病患者，随着人体各项机能随年龄增长呈衰退趋势，免疫防御机制减弱，存在较大可能感染流行性感冒病毒、肺炎球菌，不利于患者健康，建议积极采取预防策略。

注射流感疫苗的意义在于预防流感病毒感染，减少流感的流行和传播，降低因流感造成的严重并发症和死亡风险。流感疫苗和肺炎链球菌疫苗可以帮助人体产生特定的抗体，增强免疫系统对抗病原体的能力，从而有效预防疾病。对于儿童、老年人、孕妇、患有慢性疾病或免疫功能弱的人群，注射流感疫苗尤为重要，因为他们更容易受到流感的侵害。注射流感疫苗对于个人健康及公共卫生体系都具有重要意义。

因此，疫苗可以帮助人体建立对特定疾病的免疫力，从而在遭遇这种疾病时能够更好地保护自己免受侵害。对于慢阻肺病患者而言，由于在感染流感病毒或者肺炎链球菌后，容易导致慢阻肺病的急性加重，同时也存在容易发展为重症感染的风险。

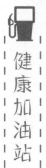

健康加油站

接种疫苗是当前公认的、有效的防治流行性感冒与肺炎的策略，常规接种的疫苗包括23价肺炎球菌多糖疫苗、流感病毒裂解疫苗。

（全莉娟）

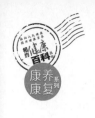

22. 慢阻肺病患者要定期接种 **流感疫苗**吗

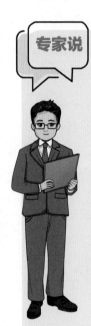
很多慢阻肺病患者到了冬季，在接收到接种流感疫苗的通知时，往往很奇怪，疫苗不是一次接种终身受用吗？为什么流感疫苗需要每年接种呢？流感疫苗接种一次能管多长时间呢？

专家说

接种流感疫苗可以在机体内产生抗体，从而保护人体免受流行性感冒病毒的感染。通常情况下，接种流感疫苗后的保护作用可以持续6个月到1年，但因个体差异和流感病毒的变异性，实际上的保护期可能有所不同。同时，在接种流感疫苗后，往往需要2周左右的时间才会在机体内产生相应抗体。所以，选择接种疫苗的最佳时间往往在冬季，也就是在流感流行季节前，以起到最好的保护作用。

同时，流行性感冒病毒具有高度变异性，每年在社会上流行的流感病毒株都会存在一定差异，这些病毒之间的差异可能会导致既往接种的疫苗可能无法提供足够的保护。每年接种新的流感疫苗可以确保人们获得对最流行的流感病毒株的最佳保护，降低感染风险。

定期接种流感疫苗也可以帮助防止流行性感冒病毒传播，保护社区中的其他人。因此，每年接种流感疫苗是非常重要和必要的。

二价疫苗、三价疫苗和四价疫苗，有什么区别

　　它们之间的不同主要在于疫苗中包含的流感病毒株的数量和类型。二价流感疫苗包含两种流感病毒株，一种流感 A 型病毒和一种流感 B 型病毒。三价流感疫苗包含三种流感病毒株，两种流感 A 型病毒和一种流感 B 型病毒。四价流感疫苗包含四种流感病毒株，两种流感 A 型病毒和两种流感 B 型病毒。在选择接种流感疫苗时，人们可以根据自己的健康情况和医生的建议选择合适的疫苗类型。

（全莉娟）

23. 慢阻肺病患者要
定期接种
肺炎链球菌疫苗吗

　　"从来没有患过肺炎，或者很长时间都没有患过肺炎了，对于我来说，接种肺炎链球菌疫苗的意义是什么？"很多慢阻肺病患者可能会有这样的疑问。

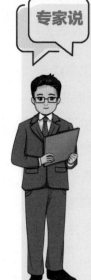

肺炎链球菌疫苗主要针对的是肺炎链球菌。而肺炎链球菌常临时定植在人的鼻咽部，可通过呼吸道飞沫在人与人之间进行传播。一旦机体抵抗力下降，肺炎链球菌就可侵入黏膜防御体系致病。如果进入下呼吸道就会引起肺炎，进入鼻窦可以引起鼻窦炎，严重的患者还可能并发菌血症、心包炎、心内膜炎等数十种感染性疾病。调查显示，大气污染、暴露于吸烟环境、病毒感染等因素也与肺炎链球菌的致病有关。

慢阻肺病患者（特别是老年人群）常常发生肺炎，病原体主要是肺炎球菌。老年人群感染肺炎球菌，常常导致慢阻肺病病情恶化，如果未接受及时治疗，常常引起其他重要脏器的功能障碍，危及患者生命。越来越多的报道显示，定期接种肺炎链球菌疫苗对预防和控制老年人肺炎相关疾病至关重要。

目前，我们使用的有 13 价和 23 价的肺炎球菌多糖结合疫苗，和流感疫苗一样，这也是针对疫苗所覆盖的血清型多少来命名的，疫苗只能对所覆盖的血清型具有保护作用。

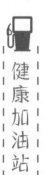

健康加油站

接种肺炎链球菌疫苗的注意事项

首先，如果对疫苗中的成分过敏，则禁止接种疫苗。

其次，中度或重症的急性疾病，无论是否发热，接种疫苗应谨慎，可推迟到康复后再接种。

　　最后，疫苗不能保证所有受种者都不会罹患肺炎球菌性疾病，免疫效果存在个体差异。正在进行免疫抑制治疗的患者或有免疫功能障碍者，可能无法达到预期的血清抗体应答效果。

（全莉娟）

24. 为什么慢阻肺病患者需要
预防感冒

　　慢阻肺病患者因为长期反复感染，免疫力相对较低，对于外界细菌、病毒的抵抗力不够，一旦感冒，容易造成呼吸功能不断恶化，加重病情，使医疗费用增加，也极其影响患者的生活质量。

专家说

　　感冒是一种由不同病毒引起的传染疾病，通常引起鼻塞、咳嗽、打喷嚏、喉咙痛、发烧等症状。很多病毒可以导致感冒的症状，包括鼻病毒、副流感病毒、呼吸道合胞病毒、腺病毒、流感病毒等。这些病毒通过空气中的飞沫传播，也可以通过接触受感染的物体

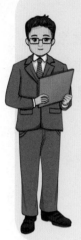

传播给其他人。

感冒通常是自限性疾病，会在数天至一周内自行痊愈。治疗感冒的方法包括休息、充足的水分摄入、药物缓解症状等。

感冒是常见的慢阻肺病病情加重的诱发因素之一。因此，预防感冒是患者十分重要的任务，也是降低慢阻肺病急性加重风险的重要手段。

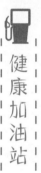

健康加油站

如何预防感冒

首先，不要受凉，避免受凉后增加病毒感染的风险。其次，尽量不要前往人群较为密集的区域，养成良好的习惯，做到勤洗手，保持个人卫生，减少交叉感染的可能性。最后，在呼吸道病毒流行的季节，外出时戴口罩，减少冷空气对呼吸道的刺激，也避免了大量接触病毒的风险。

（全莉娟）

第四章

慢性阻塞性肺疾病患者
怎么进行康复锻炼

一

慢性阻塞性肺疾病的
呼吸康复

1. 为什么要进行
呼吸康复锻炼

呼吸功能是人类赖以生存的重要功能，主要为人体提供氧气并排出二氧化碳。吸烟、吸入有害气体、环境污染、病原体感染及自身免疫相关疾病等因素都可能对肺部组织结构造成损害，进而导致肺功能下降。

肺部组织结构包括肺实质和肺间质，这些组织的病变常常会导致不可逆的损伤。目前，药物治疗的效果有限，但通过呼吸康复锻炼可以帮助患者提高肺功能。呼吸康复锻炼能够增强呼吸肌和肺部力量，有效地提高肺活量和气体交换效率，有助于减少呼吸不适的频繁出现，以及咳嗽和气短的发作，从而提高生活质量。呼吸康复锻炼对于人体健康至关重要，无论是否患有呼吸系统疾病，都应重视。

专家说

呼吸康复锻炼如何发挥作用

呼吸康复锻炼通过加强呼吸肌和肺的力量，有效增加肺活量和气体交换效率。这对于患有哮喘、慢阻肺病和其他呼吸系统疾病的患者尤其重要。

呼吸康复锻炼对全身有哪些影响

呼吸康复锻炼有助于促进身体的整体健康。有效

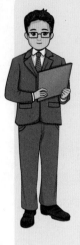

的呼吸康复锻炼可以促进血液循环、增加携氧水平和增强免疫系统功能，同时有助于缓解紧张和焦虑。通过呼吸康复锻炼，可以更好地应对日常压力，保持身心健康。

呼吸康复锻炼有助于延缓衰老

随着年龄的增长，肺容量逐渐减小，呼吸功能逐渐下降。定期进行呼吸康复锻炼可以延缓呼吸系统衰老的过程，保持其良好状态，预防呼吸衰竭及相关疾病的发生。

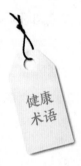

肺活量

肺活量（vital capacity）是指最大吸气后尽力呼气的气体量，可在一定程度上反映肺功能，辅助诊断肺部等相关疾病。正常成年男性的平均值约为 3 500 毫升，女性约为 2 500 毫升，经常参加运动的人可以达到 5 000 毫升以上。

（胡　晔）

2. 为什么慢阻肺病患者需要
改变呼吸模式

慢阻肺病是一种严重影响呼吸系统功能的慢性疾病，患者常常表现为咳嗽、咳痰、喘息、呼吸困难，严重者还会出现胸腹矛盾运动，引起呼吸肌疲劳。患者由于活动后喘息加重常常卧床不动，进而导致呼吸肌无力进行性加重，进一步加重呼吸困难，形成恶性循环。改变呼吸模式可以更有效地进行呼吸并减轻这些症状。

专家说

慢阻肺病患者呼吸困难的原因

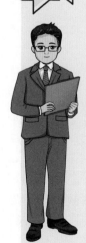

一方面，慢阻肺病患者由于气道慢性炎症、痰液，导致气道狭窄、堵塞，空气进入肺部阻力增加，气体交换能力下降。另一方面，由于肺的过度膨胀，肺弹性回缩力下降，气体排出受阻，滞留体内导致呼吸困难，久而久之还会形成"桶状胸"。此外，呼吸肌功能减退、负面情绪也会加重呼吸困难。

慢阻肺病患者为什么会出现胸腹矛盾呼吸

正常男士以腹式呼吸为主，女士以胸式呼吸为主，在吸气时膈肌下降，腹部向外膨隆，胸腔充分打开。慢阻肺病患者由于肺组织结构被破坏，气体交换

功能障碍，血液的氧含量减少，患者不得不加快呼吸频率来增加氧气的摄取。呼吸困难严重者出现过度用力呼吸的现象，吸气时膈肌本该下降却变成上抬，肺不能充分扩张，使呼吸困难加重。

慢阻肺病患者为什么呼吸耗能增加

正常人的呼吸频率为每分钟 12~20 次，而慢阻肺病患者由于呼气费力，氧合降低，呼吸频率明显加快，呼吸肌耗氧增加，长此以往会出现呼吸肌疲劳，稍微活动就出现明显喘息。因此，慢阻肺病患者需要将呼吸模式调整为更有效而节能的模式，缓解呼吸困难的症状，减轻呼吸肌的耗能，这样才能有余力进行运动，提高生活质量、延缓肺功能的衰退。

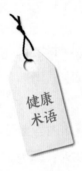

健康术语

肺弹性回缩力

肺在充气扩张后，有阻止肺泡继续膨胀，使肺泡回缩至初始状态的力量，这种力就叫肺弹性回缩力。

（胡　晔）

3. 为什么**有效的呼吸模式**可以缓解慢阻肺病患者的呼吸困难

有效的呼吸模式可以缓解慢阻肺病患者的呼吸困难，主要因为它可以有效改善肺功能，并提供更好的氧气供应。

专家说

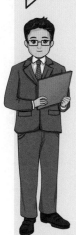

如何提高肺部通气

慢阻肺病患者由于肺功能受损，呼气困难，容易造成通气不畅，导致大量气体滞留在肺内，影响新鲜空气的进入。有效的呼吸模式可以通过锻炼和训练患者的呼吸肌，使其更有力地参与呼吸过程，有助于提高肺部通气，增加有效肺容积，减少肺内滞留气体的量，从而缓解呼吸困难。

为什么有效的呼吸模式可以改善气体交换

慢阻肺病患者由于肺气肿和气道阻力增加，导致气体交换困难，氧气供应不足，二氧化碳排出受限。有效的呼吸模式可以帮助患者更深、更完整地进行吸气和呼气，增加肺泡通气量，改善氧气的吸收和二氧化碳的排出，提高气体交换效率。

如何减少呼吸耗能

慢阻肺病患者通常倾向于浅快呼吸，这种呼吸模式会使他们更容易感到疲劳。通过改变呼吸模式，让呼吸变得缓慢，深吸气和深呼气，可以减少呼吸次数，从而降低呼吸耗能。

怎样增加呼吸肌力量和耐力

慢阻肺病患者由于肺功能减退和呼吸肌肉的虚弱无力，容易疲劳，导致呼吸困难和缺氧。为增加呼吸肌力量和耐力，患者可以进行呼吸操训练，包括腹式呼吸训练、呼吸节律训练、咳嗽训练等。

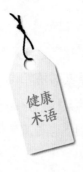

健康
术语

有效肺容积与肺泡通气量

有效肺容积指在生理条件下，实际参与气体交换的肺容积。有效肺容积与肺泡通气量有关，肺泡通气量是指每分钟进入肺泡并进行了气体交换的气量。

（胡　晔）

4. 每个患者的
呼吸康复都一样吗

慢阻肺病患者病情各异，需要根据每位患者的具体情况制订个体化的康复计划，以最大限度地帮助患者减轻呼吸困难和提高肺功能，满足患者的康复需求。

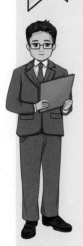

1. 年龄是影响呼吸康复的重要因素之一 不同年龄段的患者生理特点和呼吸功能是不同的。老年人随着肺功能下降，呼吸功能的恢复可能需要更长时间，需要采取缓和的康复措施。而中年人的身体机能良好，恢复速度也更快，相比于老年人，康复措施的强度可适度增加。

2. 患者的基础疾病状况直接影响康复计划 例如，对患有慢阻肺病或肺纤维化等呼吸系统疾病的患者，需要围绕肺康复制订个性化和持续的治疗方案。但因个体病情差异，适时调整训练计划以确保安全性。

3. 患者是否伴随其他疾病也会对呼吸康复的方案产生影响 例如，有心脑血管疾病或肌肉骨骼系统疾病的患者可能需要综合考量，针对不同疾病进行干预，制订整体的康复计划。特殊疾病也会限制康复计划的

实施，例如在合并心脏疾病的患者中，如果血压、心率不平稳，则需要暂停或终止康复计划。

4. 患者所接受的治疗方法也会对呼吸康复产生影响 例如，患者正在接受药物治疗或使用呼吸辅助设备，这些因素都需要纳入康复计划中。在有创和无创呼吸机辅助通气模式下，呼吸康复方案是不一样的。

因此，基于以上因素，患者的呼吸康复方案必须是个体化、定制化的。康复专家将根据患者的病情和康复需求，制订相应的治疗计划。在实施过程中根据患者的具体情况进行动态调整和优化，以达到最佳的呼吸康复效果。总体目标是帮助患者减轻呼吸困难、提高活动耐力、提高生活质量。

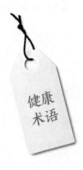

肺功能

肺功能包括肺通气功能和换气功能。通气功能是空气进入肺泡及肺内气体从肺泡排出的过程，换气功能是指进入肺泡的空气与肺毛细血管血液间的气体交换过程。人体只有通过肺的通气功能和换气功能，才能实现外界之间的气体交换，保证正常的供氧，排出二氧化碳。

（胡　晔）

5. 为什么慢阻肺病患者要进行
呼吸肌训练

慢阻肺病患者由于肺泡壁破坏，气道舒张功能降低，导致呼吸道狭窄，气流阻力增加。这使患者在呼气时需要消耗更多的力量将空气排出。随着病程的进展，慢阻肺病患者气促、咳嗽、咳痰、呼吸困难症状会进行性加重，呼吸肌收缩功能下降是其主要原因。此时，药物所能发挥的作用是有限的，呼吸肌训练成为关键的治疗方法之一。

专家说

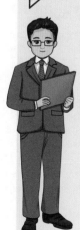

呼吸肌训练可以增强呼吸肌肌力，提高呼吸效率

膈肌是最主要的呼吸肌，慢阻肺病患者膈肌变薄、收缩力减弱，导致呼气时间延长，肺内残留气体增多，进一步影响通气功能，形成恶性循环。通过呼吸肌训练，可以有效地锻炼膈肌，增加其收缩力，改善通气效果，减轻呼吸困难。

呼吸肌训练能帮助慢阻肺病患者改善肺活量和呼吸模式

正常人的肺活量是指在用力吸气和用力呼气之间可以排出的气体总量，慢阻肺病患者由于呼吸肌力量减弱，导致肺活量降低。通过合理的训练方法，可以

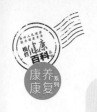

优化呼吸模式，从而提高肺活量，并且保持较好的呼吸节律。

呼吸肌训练有助于改善患者的氧耗和运动能力

慢阻肺病患者常常感到气促，并且容易出现乏力等症状。通过呼吸肌训练，可以提高呼吸肌的供氧，降低患者进行日常活动时的氧耗。在氧气供应充分的条件下不仅可以锻炼呼吸肌群，还可以锻炼四肢的大肌群，增强耐力。

呼吸肌训练有助于患者提高心肺功能的稳定性

慢阻肺病患者由于呼吸受限，加上心力衰竭等并发症，使其容易出现心肺功能失调的情况。通过呼吸肌训练，可以提高心肺功能的稳定性，减少心肺负荷，提升患者对生理和心理压力的耐受能力。

总之，呼吸肌训练在慢阻肺病患者的治疗中起关键作用。通过增强呼吸肌肌力，提高肺活量和优化呼吸模式，减少氧耗和提高运动能力，以增加心肺功能的稳定性。因此，对于慢阻肺病患者，进行呼吸肌训练是非常重要的。

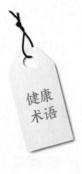

健康
术语

氧耗

氧耗指单位时间全身组织消耗氧的总量，它取决于机体组织的功能代谢状态。

（胡　晔）

6. 慢阻肺病患者
呼吸肌训练方法有哪些

自然呼吸依赖呼吸肌和辅助肌肉的收缩与舒张，需要足够的力量。慢阻肺病患者的呼吸肌因长期高负荷工作而易疲劳。呼吸肌训练能够降低呼吸肌疲劳发生率、减轻慢阻肺病患者气道阻塞程度、增强呼吸肌的耐力和强度、改善呼吸困难状态。

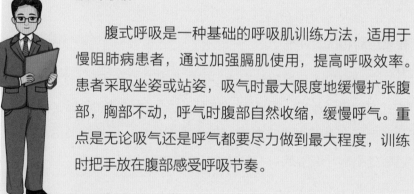

专家说

以下是针对慢阻肺病患者的呼吸肌训练方法。

腹式呼吸

腹式呼吸是一种基础的呼吸肌训练方法，适用于慢阻肺病患者，通过加强膈肌使用，提高呼吸效率。患者采取坐姿或站姿，吸气时最大限度地缓慢扩张腹部，胸部不动，呼气时腹部自然收缩，缓慢呼气。重点是无论吸气还是呼气都要尽力做到最大程度，训练时把手放在腹部感受呼吸节奏。

缩唇呼吸

缩唇呼吸通过增加呼气阻力，帮助保持气道通畅，改善呼吸。练习时，先通过鼻腔吸气，屏气片刻，再将嘴唇缩成吹口哨状缓慢呼气。这种方式可调整呼吸节奏，吸呼比由 1∶2 调整至 1∶5，有助于提升氧气

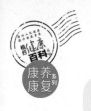

交换效率，缓解缺氧。

呼气阻力训练器

呼气阻力训练器通过增加呼吸阻力来训练呼吸肌，增强肌肉强度和耐力，缓解疲劳，提升肺活量，改善呼吸困难。患者进行深吸气和慢呼气动作，加强对呼气肌的训练。

体外膈肌起搏

体外膈肌起搏是一种非侵入性的康复治疗方法，它通过外部设备刺激膈肌，以帮助改善呼吸功能。膈肌起搏器的工作原理是通过电刺激膈肌，使其收缩，从而产生呼吸运动。这种设备通常通过导线植入患者体内，导线从胸腔穿过皮肤，连接到膈肌。起搏器可以设定不同的刺激频率和强度，以适应患者的具体需求。

有氧运动和抗阻训练

运动时吸入足够氧气有助于提高心肺功能和肌群耐力，训练方式有跑步、骑车、游泳等。抗阻训练则通过推动哑铃、投掷、功率自行车等增强肌肉力量，防止肌肉萎缩，保持关节活动度，且较少引起呼吸困难。

在进行呼吸肌训练时，需要注意以下几点：保持正确姿势，逐步增加训练难度，避免过度疲劳，并长期坚持呼吸肌训练。

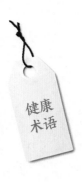

膈肌起搏器

通过电脑控制电刺激膈肌和神经，增强膈肌力量，适用于无法或不愿进行全身运动的患者，尤其是中重度慢阻肺病患者。但装有心脏起搏器或体内有金属的患者需要谨慎使用。

（胡　晔）

7. 为什么要锻炼**腹式呼吸**和**缩唇呼吸**

腹式呼吸通过加强膈肌运动，增加肺部容量，缩唇呼吸则通过减慢呼气帮助氧气利用和二氧化碳排出。这两种呼吸方法都有助于提升呼吸功能和维持健康状态。

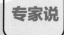

腹式呼吸对慢阻肺病患者的益处

腹式呼吸能更好地利用肺部容量，提供更多氧气给身体。研究表明，腹式呼吸训练可以增强慢阻肺病患者的呼吸肌力和耐力，增加肺活量和改善 6 分钟步行距离。此外，腹式呼吸训练还能在常规治疗的基础

右侧竖排：关键词　腹式呼吸　缩唇呼吸

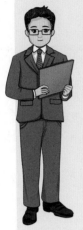

上提升肺功能指标，如氧分压和氧饱和度，以及改善呼吸困难。

腹式呼吸的方法：①吸气时，最大限度地向外扩张腹部，呼气时，最大限度地向内收缩腹部，胸部始终保持不动；②用鼻吸气用口呼气，呼吸要深长而缓慢；③一个呼吸周期在 15 秒左右，呼吸各屏气 1 秒；④每次 5~15 分钟，状态最好时可进行 30 分钟的锻炼；⑤呼吸节奏尽量放慢加深，根据身体状况决定屏气时间，注意气要吸足；⑥腹式呼吸每天练习 1~2 次，任何时候都可以做。

缩唇呼吸对慢阻肺病患者的好处

缩唇呼吸通过增加呼气阻力来帮助呼气，减少气促，排出二氧化碳，提高血液中的氧气含量。这种呼吸技巧还能减缓呼吸速度，延长呼气时间，有助于放松身心。对于慢阻肺病患者，缩唇呼吸可以帮助患者建立更平稳和有节奏的呼吸模式，减轻焦虑，增强身体和心理的稳定性。

缩唇呼吸通过鼻子吸气，然后通过扩张肋骨和缩唇缓慢呼气，发出"呼"声，防止肺内小气道塌陷。这样做有助于彻底排出肺部气体，缓解呼吸困难症状。练习时应自然吸气，不用深吸，并默数吸气和呼气。每天至少练习 3 次，卧位、坐位、立位各 5 分钟，可通过气流手感判断是否正确。

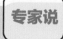

健康加油站

6分钟步行试验

6分钟步行试验是一个用来评估心肺功能的简单测试。测试时，被检查者在平直路面上快速行走6分钟，测量其步行的最远距离。同时，监测被检查者的心跳、血氧饱和度和血压变化。通过测试单次的结果或多次结果的变化，对被检查者的心肺健康水平有基本的了解。

（胡　晔）

关键词

全身性疾病　肌肉萎缩

8. 为什么建议**坚持长期的呼吸康复**

长期呼吸康复是指在长期呼吸系统疾病（如慢性阻塞性肺病、哮喘等）的管理和治疗中，采用一系列医疗和康复措施，旨在提高患者的呼吸功能，提高生活质量，并减少急性加重的风险。

专家说

呼吸康复可以改善全身性疾病预后

慢阻肺病不仅影响肺部，还可能导致心脏病、骨质疏松和糖尿病等全身性疾病。如果不及时治疗，慢

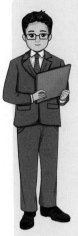

阻肺病可能导致呼吸功能下降和呼吸衰竭，加重其他疾病，甚至危及生命。治疗慢阻肺病的目标是减轻症状和防止病情恶化，长期的呼吸肌训练有助于实现这些目标。

呼吸康复可以避免肌肉萎缩

慢阻肺病患者容易出现喘憋，为了避免一动就喘，通常选择静卧或静坐，长时间不进行体力活动会导致肌肉萎缩和肌力下降，这可能使他们更加难以行动。呼吸康复之所以能避免肌肉萎缩，主要是因为通过一系列专门设计的训练，直接和间接地影响呼吸相关肌肉群，从而增强肌肉力量和耐力，保持肌肉功能。

呼吸康复可以改善呼吸困难

呼吸肌训练可以显著增强慢阻肺病患者的呼吸肌力量和运动耐力，改善呼吸困难，提升生活质量。轻至中度患者通过5~12周的康复计划（包括运动、教育和氧疗）可获得益处，而中重度患者需要至少6个月的训练。只有通过持续的康复锻炼，患者的肌肉力量和耐力才能增强，从而缓解呼吸困难。

呼吸康复可以提高生活质量、降低医疗成本

呼吸康复能减轻慢阻肺病患者的呼吸困难，提高活动耐力，提升生活质量。这种康复训练可在家中进行，减少就医次数，降低疾病负担和医疗费用。与药物治疗相比，运动康复的效果更持久，需要患者长期坚持。

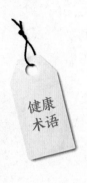

呼吸康复

呼吸康复是基于对患者的全面评估，为患者提供个体化的综合干预措施，包括但不限于运动训练、教育和行为改变，旨在改善慢性呼吸系统疾病患者的生理和心理状态，促进健康增益行为的长期坚持。

（胡　晔）

二

慢性阻塞性肺疾病的
运动康复

9. 为什么有些患者不适合进行
运动康复

慢阻肺病会给患者的生活造成很大影响。运动康复是一种有效的治疗手段，可以帮助患者提高呼吸功能，改善生活质量。然而，并不是所有患者都适合运动康复。

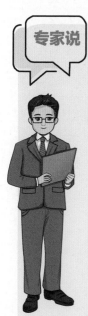

专家说

慢阻肺病患者在开展运动康复训练时，应依据个人健康状况挑选合适的运动强度和形式。适当的有氧运动可以有效改善患者的呼吸功能和身体素质，但过度运动会导致患者呼吸急促、气短，甚至引起心脏负荷过重等问题。由于个体情况不同，以下患者并不适合运动康复。

疾病严重程度较高

慢阻肺病的严重程度会影响个体进行运动康复的能力。对于某些病情较为严重的患者，肺功能已经严重受损，身体无法适应高强度的运动康复训练。

气流严重受限

慢阻肺病患者的呼吸道常常受阻，气流受限，导致他们在进行体力活动时容易出现呼吸困难。在这种情况下，过大的运动负荷可能进一步加重症状，并使

关键词

疾病严重程度 气流受限 并发症

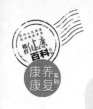

患者的生活质量下降。

伴随其他并发症

部分慢阻肺病患者还可能患有其他疾病，如心脑血管疾病、关节炎等。这些并发症限制了他们进行运动康复的能力，因为运动可能会加重这些病症。

年龄和体力状态

部分慢阻肺病患者因年龄大或体力不佳，身体较弱，需要避免剧烈运动以减轻身体负担。尽管如此，适宜的运动康复对多数患者有益，能提升肺功能、缓解症状，提高生活质量。

慢阻肺病患者在进行运动康复前应由医生评估并指导，制订个性化计划以确保安全有效。训练中应监测身体反应，如出现呼吸困难等症状，应立即停止运动并寻求医疗帮助。此外，定期监测肺功能有助于及时发现并处理相关疾病。

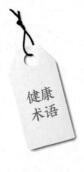

并发症

并发症指患者在主要疾病外还患有其他独立疾病。慢阻肺病患者因肺功能受限，更易伴随其他健康问题，如心血管疾病、骨质疏松症、糖尿病等，这些疾病相互作用，会增加治疗难度和风险。

（胡　晔）

健康
云课堂

运动康复在慢阻肺病管理中的意义

10. 为什么
运动也要开处方

　　运动处方是一个包含运动频率、强度、类型、时长、总量及进阶等六要素的科学运动指导方案。它是针对不同年龄、体能水平和是否有冠心病风险因素的人群设计的，目的是促进健康和预防及治疗慢性疾病。正确运动可以促进健康，不当运动则可能危害健康。通过专业训练师或医生的指导，患者可以得到适合自己身体状况、健康需求和目标的个性化运动计划。

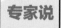

专家说

　　运动处方是一种个体化的健身方案，旨在确保康复活动的安全性和有效性。下面来简单介绍运动处方包含的内容。

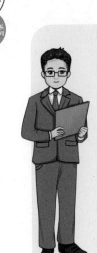

健康评估

健康评估是制订运动处方的关键步骤，可帮助医生或训练师了解个人的身体状况、健康史和需求。评估内容涵盖心血管健康、肌肉骨骼状况、慢性疾病风险等，以便制订符合个人需求的训练计划。

个性化指导

个性化指导是运动处方的核心，依据个人身体状况和健康需求制订训练计划。专业指导确保运动类型、强度和频率适合个体，优化效果，减少风险。个性化处方由医生或训练师提供，指导正确运动技术，提升训练体验和动力。

预防和康复

运动处方可用于预防和康复慢性疾病，如心脏病、高血压、糖尿病。专业指导确保运动安全且有效，改善心血管健康、控制血压和血糖，减少疾病的发病风险。正确的运动计划可在最大程度上发挥对健康的益处，而过量或不当运动可能带来负面影响。

终止运动时机

如出现以下任何症状，请终止锻炼并及时就诊：①轻微活动后出现严重气短，休息无改善；②静息时呼吸急促，使用呼吸控制技巧无效；③改变姿势、活动或锻炼时出现胸痛、心跳加速或头晕；④混乱感逐步加重，或出现言语和理解困难；⑤面部、手臂和腿部无力，特别是单侧；⑥疲劳加剧，休息无法缓解，伴发热、出汗、步态不稳。

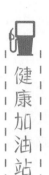

《运动处方中国专家共识（2023）》明确了运动处方包括六个方面，分别为频率、强度、方式、时间、总量和进阶，并提出运动强度要安全有效，运动时间有最低推荐量，运动频率和总量以周为单位。

（胡　晔）

11. 为什么在运动康复前需要进行**测试评估**

慢阻肺病是常见疾病，影响生活质量，但可防、可控、可治。治疗除药物外，推荐通过康复训练改善症状和提高生活质量。康复前需要系统评估心肺功能，包括影像检查、血氧饱和度、肺功能和心功能检测，以及评估呼吸困难和生活质量等。全面评估有助于制订个性化康复目标和计划，预测并规避训练中的风险。

专家说

运动康复前需要评估哪些内容

1. 运动训练前需要全面的医学评估　包括病史、体格检查、吸烟和过敏史、症状评估、心电图，心脏病风险者还需做超声心动图。新发心血管疾病要进行心脏功能评估，对已知并发症进行治疗。

2. 心肺运动功能评估 心肺运动试验（cardio-pulmonary exercise test，CPET）能检测呼吸困难和缺氧极限，也能筛查心脏问题，为运动限制、风险评估和运动计划制订提供关键信息。

3. 营养状况评估 营养不良影响慢阻肺病的预后和生活质量，导致肺功能、运动耐受能力下降，以及住院率和死亡率上升。

4. 体态评估及脊柱功能评估 其目的是明确是否存在运动受限等情况以及评估运动能力，必要时予以手法矫正治疗。

5. 心理状况评估 了解心理健康情况及运动能力，排除心理因素干扰症状，必要时予以心理支持。

慢阻肺病患者运动康复前需要做哪些准备

1. 评估并优化药物使用 检查患者是否接受最佳药物治疗，吸入性支气管扩张剂可改善呼吸流，减少过度充气，提高运动能力，优化支气管扩张剂使用可增强运动耐力和训练效果。

2. 估患者呼吸形态 若辅助呼吸肌使用不当或X线显示肺部过度扩张，应先教患者学会腹式呼吸和缩唇呼吸的方法，以提高呼吸效率，并指导其在运动时使用，减轻呼吸困难的症状。

3. 评估呼吸道分泌物情况 如果患者呼吸道分泌物过多，应先用气道清理技术改善呼吸道分泌物过多的状况。

4. 评估营养情况　营养不良患者需要主动进行营养支持，结合肺康复和蛋白质补充可增强体质、提高运动能力。

5. 评估行动能力、平衡度、是否需要辅助器　以确定运动训练辅助设备。高龄合并下肢骨性关节炎患者，需要调整训练方式，如采用上肢训练，避免下肢状况恶化。

（张　捷）

12. 如何评价慢阻肺病患者的
运动耐力

慢阻肺病是一种常见的慢性气道疾病，严重影响患者的生活质量，其中运动耐力降低是慢阻肺病常见的并发症，在临床上常用运动试验评估慢阻肺病患者的运动耐力，其中最常见运动试验方式有 6 分钟步行试验、1 分钟坐立试验、心肺运动试验等。

专家说

为什么提高和改善运动耐力如此重要

慢阻肺病患者体能和肌力通常下降，而规律的运动可以帮助改善这些情况。坚持运动有助于改善健康

6 分钟步行试验　1 分钟坐立试验　心肺运动试验

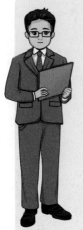

状况，减少激素和支气管扩张剂的使用，以及减少住院次数。

慢阻肺病患者为提高运动耐力应做哪些运动

　　1. 有氧运动　步行是与日常生活最相关且最常被采用的运动方式。当患者希望运动更多样化，或者在步行有困难时，也可以采用其他类型的有氧运动，包括骑自行车、固定自行车甚至用机械划船机等。

　　2. 肌力训练计划　有助于增强肌力及防止慢性肺部疾病的相关并发症。力量训练应包括手臂、躯干和腿部。

　　3. 伸展训练计划　有助于维持身体的灵活性。

如何进行6分钟步行试验

　　6分钟步行试验是评估运动耐力的常用测试，能预测健康人群的最大氧耗量（maximal oxygen consumption，VO_2max）和健康状况，与慢阻肺病患者的病死率和急性加重风险相关。健康男性和女性的平均参考距离分别为580~735米和500~657米。6分钟步行试验行走距离接近正常值，表明功能容量良好。

怎样有效进行1分钟坐立试验

　　1分钟坐立试验是一种评估工具，通过患者1分钟内完成的坐立动作的次数来衡量其运动能力。这个测试与6分钟步行试验的结果以及股四头肌肌力呈正相关。这种测试方法用于评估慢阻肺病患者的运动耐力和下肢肌力。测试时，患者坐在一张46

厘米高的椅子上，膝盖和臀部呈 90° 弯曲，双脚平放在地面上，然后在 1 分钟内尽可能多次进行坐立运动，记录次数。该方法省时、省空间，操作简单，患者易于配合，对心率和血氧饱和度的影响小，能有效反映肺康复效果，适合在环境受限时替代 6 分钟步行试验评估慢阻肺病患者的功能状态。

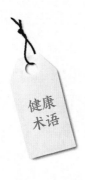

健康术语

心肺运动试验

心肺运动试验是一种评估心肺功能和运动耐量的测试。它通过监测个体在逐渐增加的运动强度下呼吸和心脏的反应，评估心脏和肺部的健康状况。心肺运动试验可以用于评估慢性疾病（如慢阻肺病、心脏病等）患者的康复进程和治疗效果。

（张 捷）

13. 如何进行

6 分钟步行试验

　　推荐在运动训练前要进行全面评估，这样可以制订出适合个人状况的个性化治疗方案。6 分钟步行试验是一种常用于评估运动耐力的试验，能反映日常生活能力和心肺功能。该试验简单易行，无须精密仪器，可有效预测健康状态和疾病风险。

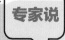

在进行 6 分钟步行试验前应做哪些准备

应穿舒适鞋服。在晨间和午后试验时，试验者前可适量进食。避免前 2 小时过度运动，静坐 10 休息分钟后，继续原有的常规治疗。同时，可使用拐杖等辅助行走的工具。

6 分钟步行试验的过程

1. 试验前患者应在起点旁坐椅子休息至少 10 分钟，在此期间，医护人员应核查患者有无运动的禁忌证，测量脉搏和血压，填写记录表，并介绍试验过程。

2. 患者站起，医护人员用博格评分量表评价患者运动前呼吸困难和全身疲劳的情况。

3. 计时器设定为 6 分钟。

4. 患者站在起步线上，一旦开始行走，立即启动计时器。

5. 在 6 分钟时间内，患者需要在制定区间内尽自己最大体能往返行走。期间避免说话、跑跳，折返处不要犹豫。患者如果需要，可以放慢速度，停下休息。

6. 6 分钟接近结束时，医护人员提前 15 秒告知患者"试验即将结束，听到停止后请原地站住"。

7. 试验结束后医护人员用博格评分评价患者的呼吸困难和全身疲劳情况，并询问患者感觉不能走得更远的最主要原因。

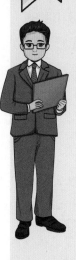

6 分钟步行试验有何禁忌证

1. 绝对禁忌证　1 个月内出现不稳定型心绞痛或心肌梗死、心力衰竭恶化、急性深静脉血栓形成、肺栓塞、机械通气、昏迷、肌力 2 级以下、严重痉挛等。

2. 相对禁忌证　静息时心率超过 120 次 / 分钟，收缩压超过 180 毫米汞柱，舒张压超过 100 毫米汞柱，不受控制的动脉高血压。

6 分钟步行试验的结果（步行距离）解读

1. 0~150 米　心肺功能重度减退，仅限家务，需要在医生的指导下进行运动康复。

2. 151~425 米　心肺功能中度减退，可自行选择步行等运动。

3. 426~550 米　心肺功能轻度减退，接近正常，可进行健步走、慢跑。

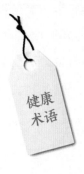

健康术语

禁忌证

禁忌证是指某种医疗干预或治疗措施不适合特定患者的情况，因为在这种情况下使用可能会导致严重的副作用、加剧原有疾病、降低治疗效果或者对患者造成其他不良影响。

（张　捷）

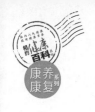

14. 为什么要进行
有氧耐力训练

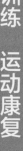

有氧耐力训练 运动康复 拉伸训练

慢阻肺病患者由于气道炎症和重塑导致肺功能下降，呼吸肌疲劳，病情加重。为了提高肺功能、增强肌肉耐力以及减缓疾病进展，患者可进行有氧耐力训练，提高肌肉细胞代谢，增加毛细血管密度，改善心肺协调性，提高最大摄氧量，缓解呼吸困难，增加运动耐力和最大工作负荷，从而改善心肺耐力，缓解喘息和呼吸困难症状。

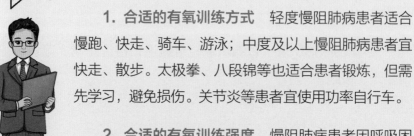

专家说 慢阻肺病患者怎样正确进行有氧耐力训练

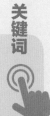

1. 合适的有氧训练方式 轻度慢阻肺病患者适合慢跑、快走、骑车、游泳；中度及以上慢阻肺病患者宜快走、散步。太极拳、八段锦等也适合患者锻炼，但需先学习，避免损伤。关节炎等患者宜使用功率自行车。

2. 合适的有氧训练强度 慢阻肺病患者因呼吸困难，不宜进行高强度有氧运动，以免加重呼吸不适，因此应选择中低强度的有氧活动。在训练时，患者自身没有明显疲劳感的训练强度，就是比较合适的强度。

3. 足够的有氧训练时长 每次有氧训练时长为30~60分钟，包括热身和拉伸。时间过短效果不佳，过长易致疲劳。训练前后适当活动可预防运动损伤。

4. 合适的有氧频率 每周应进行 3~5 次运动，频率过低则效果不佳。

慢阻肺病可以做哪些运动练习进行有氧耐力训练

1. 呼吸操 缩唇呼吸＋腹式呼吸训练。双手置于腹部（或自然下垂），噘嘴吹气，鼻子吸气，腹部鼓起；憋气（闭气）保持，噘嘴缓缓吐气（嘴唇呈吹口哨状），腹部凹陷。吸气与呼气时间比为（1：2）~（1：3）。

2. 卧位康复操 拉伸起坐、桥式运动、空中踩车。卧位康复操方便在家进行，如无床沿，可用绳子替代。出现气促可休息，每天 3 次，每组动作 15~20 次，时间不限，可中间休息。

3. 拉伸坐起 平卧位，双手紧拉床沿固定物，坐起 5 秒，再缓慢躺下。

4. 桥式运动 仰卧位，双腿屈曲，伸髋抬臀再使腹部顶到最高。

5. 空中踩车 仰卧位，双腿屈曲抬高，交替在空中做踩踏动作。

有氧耐力训练注意事项

1. 运动时若感不适，应立即停下休息，并咨询医生以确定不适原因。

2. 缺乏运动习惯者，应在医生评估后安全地进行运动。

3. 初始运动应逐渐增加时间和强度。

（张 捷）

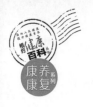

15. 为什么要进行**力量训练**

关键词

肌肉力量 运动耐力 骨骼肌萎缩

　　慢阻肺病患者呼吸困难会导致供氧不足，进而引发肌肉萎缩和功能减退，形成"活动受限 - 骨骼肌萎缩与功能障碍加重 - 呼吸困难加剧 - 活动受限更加严重"的恶性循环。上下肢力量训练对提高慢阻肺病患者的生活质量、减少发作和延长生命至关重要。

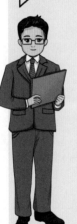

专家说 慢阻肺病患者可以自行做哪些力量训练增加肌肉耐力

　　1. 直抬腿练习　主要锻炼大腿前群肌肉力量。练习时，首先仰卧、屈髋、踝背屈、伸膝，抬腿至20~30 厘米后慢慢放下至即将接触台面。完成一次抬腿后，换另一条腿重复同样的动作。每组 8~12 次，左右交替，组与组之间休息 3 分钟。

　　2. 俯卧位伸髋练习　发展大腿后群肌肉力量。取俯卧位，下肢尽量直腿向上抬起，慢慢放下，左右交替进行，反复练习 8~12 次。

　　3. 大腿外展练习　发展大腿外展肌群力量。取侧卧位，将髋关节尽量外展，然后慢慢放下。一组 8~12 次，分两组进行，组间休息 3 分钟。

　　4. 小腿后群肌练习　发展小腿后群肌肉力量。取坐位，把弹力带一端固定于前脚掌处，另一端用两手拉紧，全脚掌用力向前蹬，然后慢慢还原。一组 8~12

次，分两组进行，组间休息3分钟。

5. 小腿前后肌群练习 发展小腿前后群肌肉力量。取坐位，两手身后支撑，一侧下肢伸直，一侧下肢屈膝，弹力带做成环形，一端固定，另一端套在脚背处，踝关节用力背屈，慢慢还原。一组8~12次，分两组进行，组间休息3分钟。

6. 提踵练习 取站立位，尽量提高踵（即踮脚尖），慢慢放下。一组8~12次，分两组进行，组间休息3分钟。

力量训练的频率和强度

每周3次，每次6组练习，每组8~12次，共20~30分钟，持续12周。训练包括5分钟准备、20~30分钟下肢力量训练（慢呼气）和5分钟整理运动。

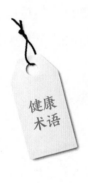

肺康复

肺康复（pulmonary rehabilitation，PR）指对有症状、日常生活能力下降的慢性呼吸系统疾病患者采取的多学科综合干预措施。在患者个体化治疗中加入综合性肺康复方案，达到减轻症状，保持理想功能状态的康复目的。

（张 捷）

16. 为什么做**下肢肌肉锻炼**
能达到肺康复的目的

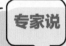
　　慢阻肺病患者病情进展可累及全身，影响全身各个系统，尤其是骨骼肌萎缩和功能障碍会影响运动耐力。适当的运动锻炼能有效提升运动耐力、肌肉强度和生活质量，有助于减少呼吸困难。

专家说

坚持进行下肢运动锻炼的重要性

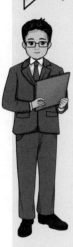

　　研究显示，60%的慢阻肺病患者可能在肺康复治疗中退出，康复依从性随时间下降，效果减弱。患者对肺康复锻炼认知不足，尤其是新诊断的患者，因早期症状不明显而忽视，导致病情严重时不清楚锻炼的重要性，依从性低，效果不佳。

下肢运动锻炼的方式

　　1. 踝泵运动

　　（1）屈伸运动：伸直下肢，先勾脚尖保持5秒，再脚尖向下背伸保持5秒，重复。

　　（2）绕环运动：伸直下肢，以踝关节为中心，做60°脚踝绕环，顺逆时针交替。

　　踝泵运动锻炼小腿肌群，模拟行走时小腿肌肉泵作用，可促进下肢血液循环，预防静脉血栓。

2. 床上直腿抬高　患者平卧，将大腿、小腿完全伸直，脚背屈。下肢抬高至足跟离开床面约 25 厘米处（或者下肢与床面呈约 30°），保持这个姿势 5 秒，然后缓慢放下。

直腿抬高锻炼股四头肌、腘绳肌，同时保持神经根移动，可预防下肢萎缩、促进静脉回流，减轻水肿，预防深静脉血栓。

3. 床上屈髋屈膝　患者平卧，脚跟沿床面向臀部方向滑动，到小腿屈曲至 45° 停住保持 5 秒，再缓慢将小腿沿床面伸直，10 个一组，每次做 3 组，每天 2 次。

屈髋屈膝可锻炼大腿肌群及小腿后侧肌群。

4. 步行　步行普遍适用、风险低、强度中等，对多个器官有益，是理想的运动方式。

下肢运动锻炼的强度、频率和运动时间

高强度和低强度运动均有益，推荐低强度以博格评分 4~6 分为目标，运动频次 3~5 次／周，时长 20~60 分钟，每组 8~12 次，慢阻肺病急性加重期每日 2 次，时长 10~30 分钟。

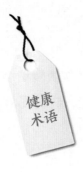

健康
术语

博格评分

博格评分（Borg scale）是评估运动呼吸困难的量表，广泛应用于临床和运动测试。该评

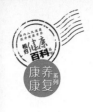

分基于患者的主观感受，帮助量化呼吸困难程度。运动时，建议患者在感受到博格评分为 4~6 分时停止运动，以避免过度训练和受伤。这有助于确定适宜的运动强度，确保训练的安全性和有效性。

（张　捷）

关键词

平衡性训练　柔韧性运动

17. 为什么要进行平衡柔韧性训练

肺康复是慢性呼吸疾病治疗的关键，包括有氧运动、阻抗运动、柔韧性和平衡运动，可以增强心肺耐力、力量和柔韧性。

专家说

柔韧性运动的方法

柔韧性训练应针对机体主要的肌肉肌腱单元进行，这些部位包括肩部、胸部、颈部、躯干、腰部、臀部、大腿前后和脚踝。静力性拉伸和动力性拉伸都可提高关节的柔韧性。

1. 动力性和慢动作拉伸　通过多次重复动作使身体从一个体位逐步过渡到另一个体位，同时逐步增加关节活动度。

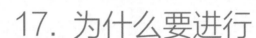

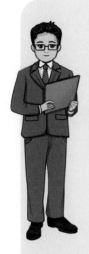

2. 静力性拉伸 拉伸肌肉和韧带到某一位置后静止不动，保持一段时间（10~30秒）。静力性拉伸包括主动静力性拉伸和被动静力性拉伸。主动静力性拉伸是利用主动肌的力量使身体保持某一拉伸姿势，例如在瑜伽中常见的拉伸方法。被动静力性拉伸是指在同伴或设备（如弹力带和芭蕾舞杆）的帮助下，将肢体和身体某些部位抬高到设定的位置。

柔韧性练习的量（时间、重复次数和频率等）

进行拉伸练习时，应该在感觉肌肉轻微紧张后保持10~30秒，每个柔韧性练习都应重复2~4组。累计达到60秒（可以拉伸2次，每次30秒；也可以拉伸4次，每次15秒）。

柔韧性运动处方的原则总结如下。

1. 运动频率 至少每周练习2~3次，每天练习效果最好。

2. 运动强度 拉伸达到拉紧或轻微不适状态。

3. 运动方式 建议对所有主要肌肉肌腱单元进行一系列的柔韧性练习。

4. 运动量 合理的练习量是每个单元柔韧性练习的总时间为60秒；每个柔韧性练习都重复2~4次。

什么是平衡性训练

练习动作涉及平衡、协调、步态等技能，也被视

为功能性体适能训练。结合抗阻训练、柔韧性训练的体力活动，如太极、气功、瑜伽等，就可视为此类练习。这类训练有助于提升平衡感、灵敏性和肌肉力量，减少跌倒风险。

　　推荐的运动量为每周 2~3 次，每次至少训练 20~30 分钟，每周累计不少于 60 分钟。

（张　捷）

18. 为什么慢阻肺病患者需要
避免长期坐着或躺着

　　慢阻肺病患者外周骨骼肌萎缩和功能障碍较常见。长期坐或躺会加剧肌肉萎缩、呼吸困难，导致病情恶化，影响生活质量。建议患者进行肺康复，以提高呼吸功能，增强肌肉力量，减少并发症的发生，提升生活质量。活动强度和频率需要遵循医嘱。

专家说　慢阻肺病患者长期坐或躺可能带来的后果

　　1. 肺功能减退　人在站立时对膈肌的使用更为高效，易于顺畅呼吸。慢阻肺病患者长期保持同一姿势

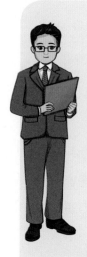

可能会加剧呼吸困难。

2. 肌肉萎缩 长时间坐或躺会导致全身肌肉，特别是骨骼肌的萎缩，进一步削弱患者的活动能力。

3. 静脉血栓形成 长时间缺乏活动会增加下肢静脉血栓形成的风险，这是慢阻肺病患者的一个严重的健康问题，可能会导致肺栓塞。

4. 肺部感染 咳嗽可以帮助清除气道中的分泌物，久坐不动可能会降低咳嗽反射的效率，使患者更易出现肺部感染。

5. 血液循环减慢 长时间坐或躺会减慢血液循环，可能会影响心脏健康，并增加心脏疾病的风险。

6. 代谢变化 缺乏运动会引起代谢变化，可能导致体重增加，这对于已经有呼吸困难的慢阻肺病患者是额外的负担。

肺康复的意义

肺康复首先可以使慢阻肺病患者的肌肉体积增加，肌红蛋白增多，毛细血管网增多，进而增强呼吸系统、循环系统的协调能力，提高最大摄氧量。其次可以减少通气需求，通过锻炼分散患者的注意力，降低对呼吸困难的敏感性。最后，肺康复所包括的健康教育、营养支持、心理干预，可以提高患者对疾病的自我管理能力。

肺康复可为患者提高运动耐力、减少急性加重次数、降低再入院率、提高生活质量。肺康复运动方案的具体运动方式主要包

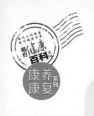

括以下几个方面：四肢运动锻炼、呼吸肌锻炼、经皮神经肌肉电刺激以及康复体操或者传统功法（如太极、八段锦等）。

健康加油站

八段锦是一种传统的中国养生功法，通过一系列流畅的体式和深长的呼吸相结合，对慢阻肺病患者有多方面的益处，如改善呼吸功能、增强肌肉力量、促进心肺耐力、改善情绪等。

（张　捷）

19. 慢阻肺病患者的
运动疗法有哪些要点

　　慢阻肺病的特征是持续存在的气流受限，这种受限通常是不可逆的。如果不进行持续的治疗和康复，病情将会逐渐进展，甚至引起其他系统。因此，慢阻肺病患者的运动康复训练是极为重要的，尤其是有呼吸系统症状和反复急性加重的患者。通过积极的运动康复，配合科学的呼吸训练、家庭氧疗以及药物治疗，可以缓解患者的病情，延缓病情的发展。那么，慢阻肺病患者的运动疗法有哪些要点呢？

专家说 进行运动之前需要做什么

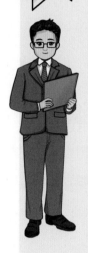

进行运动康复锻炼之前一定要完成 6 分钟步行试验、心肺运动试验等评估，测试自身所能承受的最大负荷心率、最大耗氧量等心肺指标，再由专业的医生给予运动建议。

怎样选择适合自己的运动疗法

1. 肺功能轻度阻塞患者 可以选择慢跑、快走、骑车、游泳等运动。

2. 肺功能中度及以上阻塞患者 可以选择快走、散步等运动。除此之外，太极拳和八段锦也是比较好的选择，但需要在专业人士的指导下进行。

如何选择适合自己的运动强度

运动强度要根据自身各项指标界定，包括心率、血氧饱和度、血压等。开始锻炼时，需要逐步进行，先从短时低强度的活动开始，然后逐渐增加运动时间和强度。

运动多久才能起效

推荐慢阻肺病患者接受 6~12 周，每周 3~5 次，每次 10~45 分钟的运动训练，时间越长，效果越好。

运动期间身体出现不适怎么办

在进行运动时，一旦感到不适，应立即中断锻炼并休息，随后应咨询专业人士，以确定不适的原因并获得相应的建议。

（张晓菊）

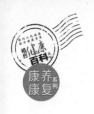

20. 慢阻肺病患者的
运动种类有哪些

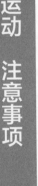

　　慢阻肺病患者大多不愿运动，只想静养以免病情发作。这样虽然能在短时间内让患者保持舒适的状态，却不利于康复，长此以往，会额外增加患者的心肺负担，导致病情加剧。因此，为患者树立运动的意识，培养患者正确的运动习惯尤为重要。那么，慢阻肺病患者的运动种类都有哪些呢？

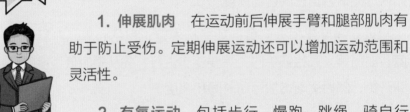

专家说 慢阻肺病患者的运动可分为三种基本类型

　　1. 伸展肌肉　在运动前后伸展手臂和腿部肌肉有助于防止受伤。定期伸展运动还可以增加运动范围和灵活性。

　　2. 有氧运动　包括步行、慢跑、跳绳、骑自行车、越野滑雪、滑冰、划船和低冲击有氧运动或水中有氧运动。进行有氧运动可以增强心肺功能，并提高身体使用氧气的能力。随着时间的推移，有氧运动可以帮助降低心率和血压，并改善肺功能。

　　3. 加固　反复收缩肌肉，直到肌肉疲倦。加强上半身运动对慢阻肺病患者特别有帮助，有助于增加呼吸肌的力量，从而改善呼吸功能。

慢阻肺病运动注意事项

1. 心肺运动试验评估　慢阻肺病患者在进行运动前首先要进行心肺运动试验的评估，并根据评估数据中最大负荷心率、最大耗氧量等指标，寻求专业康复师或专业医生的运动建议，制订合适的运动计划。

2. 保证时长　慢阻肺病患者运动要做到持之以恒，不能"三天打鱼两天晒网"，避免间断。建议慢阻肺病患者开始运动时，每次运动时间维持在每次 5~10 分钟，每日进行 4~5 次。

3. 运动要适量，运动量逐步增大　慢阻肺病患者运动要适量，根据个人的身体状况、场地、器材和气候条件，选择合适的运动项目，确保运动负荷不超过人体的承受能力，在运动后感觉舒适，不疲劳，不会造成过度气喘。运动量应从小开始，随着运动耐受能力的增加，不断加强运动的强度与时间。初期以慢走为主，以未见气短症状为度，并逐步增加运动量和运动时间。

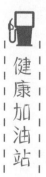
健康加油站

有氧运动强度

根据心肺运动试验评估结果，以最大心率为基础设定，目标心率 ＝（最大心率 – 安静心率）× 设定运动强度 + 安静心率，设定运动强度在 60%~85%。

（张晓菊）

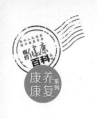

21. 为什么**低强度的运动**
也可以改善慢阻肺病

关键词

低强运动度 慢阻肺病

　　慢阻肺病患者由于存在长期的呼吸困难及疲乏感，不愿意运动。而不运动又会引起活动能力进一步下降，形成恶性循环，最后将从快步走时才感呼吸困难进展成稍一活动就出现呼吸困难。运动锻炼将有助于提高其心肺功能，改善呼吸功能，预防慢阻肺病急性发作，使通气量增加，提高血液中氧气含量，缓解缺氧症状。慢阻肺病患者由于常常感到呼吸困难，因此并不适合高强度的有氧运动。相反，中低强度的有氧运动更适合这些患者，这有助于他们维持身体健康和提高心肺功能，同时避免过度疲劳和呼吸困难。

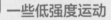

一些低强度运动

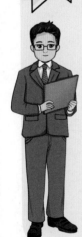

　　1. 原地踏步　①选择地面平坦的场所；②全身放松，抬头，目视前方，略挺胸，微收腹；③两臂前后摆动，大腿带动小腿踏步；④步伐轻松稳健，自然而有节律；⑤每分钟踏步60~90步，运动强度依据患者严重程度决定，以稍感气促为界；⑥严重缺氧患者可吸氧进行。

　　2. 上肢运动　①选择两个重量合适的哑铃（或用500毫升矿泉水瓶代替）；②进行上肢的屈伸运动，两侧交替进行，或进行肘关节屈伸运动；③每侧 15~20 个，换对侧进行；④注意在用力时呼气放松。

3. 踮脚运动 通过有节奏地踮脚，锻炼下肢肌肉。还可以配合呼吸进行踮脚运动，随着呼气吸气，进行踮起和落下的动作。

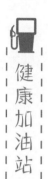

运动可通过增强肌肉有氧代谢能力，增加肌力和肌肉耐力；减少乳酸水平、静息每分钟通气量及通气需求；增加每搏输出量、降低心率，改善心肺功能。

长期规律的运动可通过增强骨骼肌功能以及心肺适应性有效提高慢阻肺病患者的运动耐量，改善活动性呼吸困难，进而提高慢阻肺病患者的活动能力和生活质量。

对于大多数慢阻肺病患者，应该把锻炼加入到日常的康复计划中。锻炼的目的是"促进心肺功能康复"，应遵循循序渐进的基本原则，不要贪多，根据自身情况设定锻炼时长。

（张晓菊）

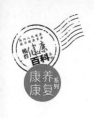

22. 慢阻肺病患者可以使用

助行器进行活动吗

慢阻肺病患者长期咳嗽、咳痰、呼吸困难等症状会导致患者活动能力逐渐下降，生活质量降低，特别是慢阻肺病终末期患者由于严重呼吸困难等症状缺少活动，导致骨骼肌萎缩，骨质疏松，行走能力进一步下降，形成恶性循环。为了缓解症状和提高生活质量，应鼓励失能的慢阻肺病患者使用助行器进行活动。

专家说 助行器对慢阻肺病患者有哪些好处

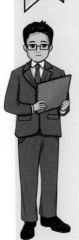

1. 增加活动能力 助行器是一种辅助行走的工具，可以帮助慢阻肺病患者增加活动能力。使用助行器可以减轻患者的腿部负担，减少疲劳感，让患者更容易行走。不仅可以提高患者的运动耐受能力，还可以改善患者的肌肉力量和平衡能力。

2. 提高生活质量 使用助行器可以让慢阻肺病患者更容易进行日常活动，如购物、散步等，增加患者的社交参与度和生活质量，增强自信心和独立性。

3. 减少跌倒风险 慢阻肺病患者可能会出现腿部无力、平衡能力下降等问题，这些问题容易导致患者跌倒。使用助行器可以增加患者的平衡感和稳定性，减少跌倒的风险。

4. 促进康复 助行器可以帮助慢阻肺病患者进行适量的运动，这有助于促进患者的康复。适量的运动可以改善患者的呼吸功能、增强肌肉力量、提高心肺功能等。

患者在选择和使用助行器时的注意事项

1. 选择合适的助行器 慢阻肺病患者需要根据自己的身高、体重、腿部力量等因素选择合适的助行器。合适的助行器可以更好地辅助患者行走，减轻疲劳感。

2. 注意使用方法 正确使用助行器可以更好地发挥其作用。患者在使用助行器时需要注意保持良好的姿势和正确的行走方式，避免过度依赖助行器或使用不当导致意外发生。

3. 结合其他治疗方法 慢阻肺病患者需要结合其他治疗方法，如合理用药、坚持呼吸康复训练，保持良好的生活习惯等，以控制病情和提高生活质量。

慢阻肺病患者可以使用助行器进行活动，但需要注意结合自身情况选择合适的助行器，并注意使用方法和注意事项，保证安全有效地进行康复治疗。

（赵　卉）

三

慢性阻塞性肺疾病的
气道管理

23. 为什么"躺着"可以帮助排痰

这里所说的"躺着"并非我们日常印象中的"躺着"，而是医学上的一种特殊体位，即体位引流时所采取的体位。体位引流（postural drainage）是指对分泌物的重力引流，应配合使用一些胸部手法治疗，如拍背、震颤等，多能获得明显的临床效果。体位引流可以促进呼吸道分泌物的排出，预防肺部感染。当患有呼吸系统的疾病时，气道分泌黏液量增加，若不及时排出将会聚集于肺部的低垂部位，不利于疾病的康复，更有甚者会加重病情。由于地心引力的作用，处于坐位或立位时痰液不易排出。采取特定的"躺姿"可使病灶处于高处，利用重力作用促进痰液排出。

关键词

体位引流　排痰

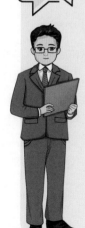

专家说　什么样的体位便于痰液的排出

　　患者肺部病变部位不同所需采取的排痰体位也不同。

　　1. **病灶位于右上叶尖段**　可采取直坐位或斜坡坐位，稍向左侧倾斜。

　　2. **病灶位于右上叶前段**　可采取仰卧位，右背部稍垫高。

　　3. **病灶位于右上叶后端**　左侧卧位，再向左转

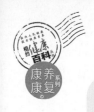

45°，前面垫枕支撑。

4. 病灶位于右中叶 取仰卧位，胸腹左转45°，背部垫枕支撑，右床脚抬高。

5. 病灶位于左肺上叶尖后段 可采取直坐或半卧位，向右侧倾斜45°，后面垫枕支撑。

6. 病灶位于左上叶前端和舌段 可采用仰卧位，胸腹向右转45°，背部垫枕支撑，左床脚稍抬高。

7. 病灶位于下叶（左、右）背段 可采取俯卧位，稍侧倾（患侧在上），头下垂。

8. 病灶位于下叶（左、右）基底段 采取俯卧位、侧倾45°，患侧在上，头低足高；或健侧卧位，头低足高，头下垂。

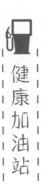

健康加油站

体位引流需要注意什么

1. 时间的选择 在清晨、睡前或进食2~3小时后进行，不宜在餐后立刻实施，容易引起误吸从而引起误吸性肺炎。

2. 体位引流的时长 每天2~3次，每次30分钟左右，耐受后可适量增加次数，注意检测呼吸、脉搏、心率、血氧饱和度等指标。

3. 禁忌证 昏迷患者，体位引流可增加误吸风险；活动性肺结核患者；脊柱外伤以及活动性出血者。

（张晓菊）

24. 为什么慢阻肺病患者**痰多**

当慢阻肺病患者的气道发生炎症时，呼吸道黏膜充血水肿，黏液分泌增多，与其他物质混合便会形成黏稠的痰。同时，由于慢阻肺病患者肺功能受损，导致排痰能力减弱，越来越多的痰液积聚，就造成了痰堵、咳嗽的症状。

"痰多"会给患者带来什么影响

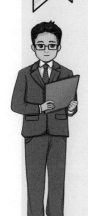

1. 痰液堆积过多会阻塞呼吸道，影响通气，造成身体出现缺氧、呼吸困难的症状。

2. 由于患者排痰功能较差，痰液容易滞留在气道以及肺内，这些痰液容易黏附大量脱落的细胞组织、病原体、颗粒、粉尘、异物等，不仅会促使呼吸道内的微生物繁殖，使炎症扩散，还会引起其他部分组织的感染和病变。

3. 严重的慢阻肺病患者，可能由于大量痰液排不

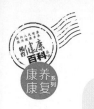

出，在气道内形成痰栓，影响肺的通气功能，甚至可能阻塞大气道，引起窒息死亡。

如何有效祛痰

1. 保持良好的生活习惯　包括戒烟、减少有害颗粒的吸入等。

2. 增加饮水量　保持肺与气道的正常湿润度，每天的饮水量应不低于 2 000 毫升，少量多次。

3. 主动咳痰　病情稳定时，每天早晚可选择在空气清新的环境中做深呼吸运动。深吸气时双臂慢慢向上抬起，然后在放下双臂呼气的同时突然咳嗽，咳出痰液，反复进行此动作。

4. 物理拍背帮助排痰　五指并拢呈碗状，由外而内，自下而上有规律地叩拍患者背部，力量要适中，不要用力过大使患者感到疼痛。叩击时嘱患者用力咳嗽使痰液排出。

5. 雾化吸入　如果患者咳痰较多且有胸闷、气短等症状，建议选用雾化吸入，雾化液中可加入祛痰药物帮助祛痰。

6. 祛痰药辅助排痰　目前，祛痰药物包括乙酰半胱氨酸、盐酸氨溴索等，使用祛痰药物应根据病情谨遵医嘱、科学用药。

7. 吸痰器　如果患者无力自行排出，必要时用吸痰器帮助排痰。

8. 体位引流　通过重力将堆积在各个肺段的分泌物排出，根据患者不同的病变部位，采取不同的姿势进行引流。每天上下午各引流 1 次，痰量多者可以每天引流 3~4 次，每次持续时间约 30 分钟。

（张晓菊）

25. 为什么康复治疗要注重
清除气道分泌物

关键词

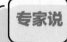

气道分泌物 气道廓清

在正常情况下，气道黏膜每天会产生 50~100 毫升分泌物，以保持气道黏膜的湿润。当呼吸道出现细菌、病毒、真菌等微生物感染时，气道黏液分泌物过多，就形成了痰液。痰液的潴留会给机体带来危害，并促进体内的微生物繁殖滋生，导致炎症恶化与扩散，引发感染。而清除气道分泌物对于缓解呼吸系统症状、降低气道黏液高分泌、提高运动耐力、提高生活质量都有帮助，是非常有必要的。

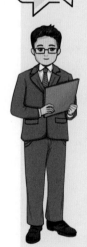

专家说

气道分泌物的危害

气道黏液高分泌是致病因素引起气道黏膜过量分泌黏液的病理过程，导致气道阻塞和病理生理异常，影响肺功能和生活质量，在慢性气道炎症疾病中起重要作用。痰液主要由白细胞吞噬病原微生物后的"尸体"组成，存活病原体少，咽下后胃酸可杀死大部分病原体，但对强大的病原体而言，可能导致消化道严重感染，危害机体。

呼吸康复的方法

1. 提高气道分泌物流动性

（1）吸入温度接近 37℃ 超饱和湿度气体。

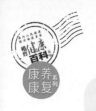

（2）提高潮气量和肺泡通气量　在保证不过度通气的前提下，彻底呼气后的深长吸气，或通过机械辅助通气给予恰当的压力支持和最佳的外源性呼气末正压。

（3）呼气末期维持适当的气道内压力，防止气道塌陷。

（4）体位引流　利用黏液本身的重力，通过改变体位，促进分泌物的排出。

2. 增强气道廓清能力　锻炼呼吸肌以及声带功能；咳嗽无力者可选择机械辅助咳嗽，吸气时提供正压使潮气量有轻微的增加，接着给予负压以排出气道分泌物。

3. 营养康复　除需要提供充分的蛋白质、能量和与代谢相关的微量元素外，对于进食期间存在低氧血症者，在进食前开始吸氧，避免进食期间出现低氧血症，保证消化道的消化吸收功能最佳化。

4. 心理康复　焦虑和抑郁会影响患者呼吸康复的积极性，同时，长期气道廓清作业，存在负面情绪；给予认知行为治疗、正念、动机性访谈等，提高其呼吸康复的依从性，并争取患者家属的协助。

（张晓菊）

26. 为什么慢性阻塞性肺疾病患者要做**吞咽训练**

慢阻肺病常常影响患者的日常生活和工作能力。除传统的药物治疗和氧气疗法，吞咽训练也是一种值得推荐的治疗方式。在慢阻肺病患者中，由于肺功能受损，患者的咳嗽能力往往减弱，在进食吞咽过程中可能存在呛咳甚至误吸等风险。而吞咽训练可以帮助患者改善吞咽功能，减少误吸的风险，从而减轻疾病症状。

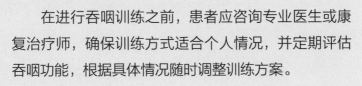

专家说

慢阻肺病患者如何进行吞咽训练

在进行吞咽训练之前，患者应咨询专业医生或康复治疗师，确保训练方式适合个人情况，并定期评估吞咽功能，根据具体情况随时调整训练方案。

用吞咽训练方法

1. 颈部屈伸练习 患者可以慢慢地向前弯曲颈部，使下颌尽可能地靠近胸部，然后再慢慢地伸展颈部。这样可以锻炼颈部和咽部肌肉，提高吞咽能力。

2. 模拟吞咽 患者可以尝试模拟吞咽口水，同时感觉喉结的位置变化，这样做有助于训练正确的吞咽模式。

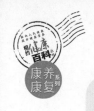

3. 吸管练习 患者可以使用吸管喝水或吸食流质食物，慢慢地练习用吸管吸和吞咽的动作。这样做可以锻炼吞咽肌群，提高吞咽效率。

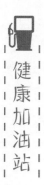

健康加油站

吞咽障碍康复训练的误区

误区一：吞咽训练可以在患者症状稍微好转后任意时间开始

吞咽训练的最佳时机通常是在患者病情稳定，生命体征平稳之后，早期介入的吞咽训练可以更有效地预防吞咽障碍，促进吞咽功能的恢复。

误区二：吞咽训练内容单一，仅包括吞咽本身

吞咽训练是一个复杂的过程，不仅包括直接的吞咽练习，还应该包括口周肌肉的训练、呼吸与吞咽协调的练习、食物质地选择和逐步转换等。

误区三：吞咽训练一旦开始就必须持续不断，不能中断

吞咽训练应该是一个长期且持续的过程，但也需要根据患者的具体情况做出调整。在一些情况下，如患者出现并发症或病情波动时，可能需要暂时中止康复训练，包括吞咽训练。

（赵　卉）

四

慢性阻塞性肺疾病的综合康复管理

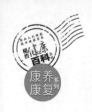

27. 为什么在慢阻肺病急性加重期就要开启肺康复计划

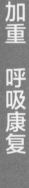

慢阻肺病急性加重期是慢阻肺病病程中的一个重要阶段。在急性加重期，患者的症状会突然恶化，需要紧急就医和治疗。然而，即使得到了及时治疗，许多慢阻肺病患者仍感觉自己的肺功能不如以前。研究显示，慢阻肺病急性加重患者入院 24~48 小时即开始实施康复介入是安全可行的，且有助于控制疾病进展，延缓肺功能下降。

专家说 慢阻肺病急性加重期开启肺康复计划的原因

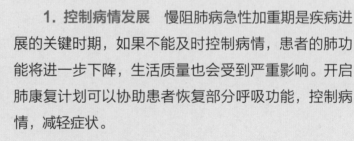

1. **控制病情发展** 慢阻肺病急性加重期是疾病进展的关键时期，如果不能及时控制病情，患者的肺功能将进一步下降，生活质量也会受到严重影响。开启肺康复计划可以协助患者恢复部分呼吸功能，控制病情，减轻症状。

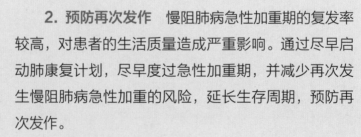

2. **预防再次发作** 慢阻肺病急性加重期的复发率较高，对患者的生活质量造成严重影响。通过尽早启动肺康复计划，尽早度过急性加重期，并减少再次发生慢阻肺病急性加重的风险，延长生存周期，预防再次发作。

3. 增强心肺功能肺康复计划 包括有氧运动、呼吸锻炼、心理支持等多方面的内容，可以有效地增强患者的心肺功能，提高运动耐受能力。这对于患者在急性加重期后的康复非常重要。

4. 提高生活质量 慢阻肺病急性加重期会增加患者的身体负担和经济负担，给其生活带来很大的不便。开启肺康复计划可以帮助患者尽快恢复活动能力，改善呼吸状况，提高生活质量。

总之，在慢阻肺病急性加重期开启肺康复计划是非常必要的。建议在急性加重期开始时，患者就应该积极配合医生的治疗建议，尽早开启肺康复计划。

（赵　卉）

28. 出院回到家后怎么
继续进行康复训练

出院以后，在家中继续进行康复训练是非常重要的，这有助于恢复肺功能、提高体力和生活质量。

轻症患者出院后，康复主要以恢复体能和心理调整为主，根据过去的运动习惯和爱好，循序渐进地开展有氧训练。

重症患者符合出院标准后，在一段时间内还会存在全身虚弱、气短和肌肉萎缩的现象。要和相关专科医生合作，设计个性化的康复方案。

专家说

怎样进行康复训练

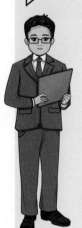

1. 确保遵守医生的康复指导和建议 医生会根据患者的病情和康复需求制订个性化的康复计划。

2. 呼吸训练

（1）呼吸方式训练： 吹气球训练。选用容量为500~800 毫升的气球，将气球与较粗、较硬、不易咬扁的吸管（如粗的奶茶吸管）一端绑紧固定，患者咬住吸管另一端即可进行吹气球训练。气球吹到直径10~15 厘米时即可，然后将气放掉。重复上述动作，每分钟吹气球 5~8 次。

掌握要领后可调整吸吹时间，吸气 1~2 秒，吹气 3~4 秒，每组练习 20~30 次，以不感到劳累为宜，每天练习 4~5 组。

除了吹气球训练外，经典的呼吸方式训练还有缩唇呼吸训练和腹式呼吸训练。吹气球训练更侧重于提高肺活量和呼吸力量，缩唇呼吸训练则侧重于改善呼吸效率和控制，而腹式呼吸训练则侧重于促进深呼吸和提高氧气交换。在选择呼吸训练时，应根据个人的健康状况和具体目标来决定。

（2）抗阻训练： 也称为阻力训练或力量训练，是一种通过对抗外部阻力来增强肌肉力量、肌肉耐力和肌肉体积的锻炼方式。可使用不同拉力的弹力带或管、手提重物、踝关节负重，还可以利用自身体重进行抗阻训练（如抬腿、伸腿、下蹲、坐位转移、双臂压椅）。

（3）**柔韧性训练**：康复训练中的柔韧性训练是指通过一系列特定的运动和拉伸技巧，来提高肌肉、肌腱和关节的柔韧性，以达到改善运动性能、减少受伤风险和提高日常活动能力的目的。柔韧性训练通常包括静态拉伸、动态拉伸、弹力带训练和热敷等方法。

3. 体能锻炼　确保活动量逐渐增加，同时注意不要过度劳累。推荐的活动方式有散步、慢跑、健身操等。

（郑雅莉）

29. 为什么慢阻肺病患者在
稳定期也需要干预

慢阻肺病是一种不可逆的病理过程，目前的治疗措施尚不能改变其自然病程。因此，慢阻肺病的症状、对生活质量的影响等都是持续存在的。而呼吸康复训练是一种基于对患者全面评估并量身定制的综合干预措施，包括运动训练、教育和行为改变等内容，能够增加慢阻肺病患者活动耐力，提高肺功能及生活质量等。因此，慢阻肺病稳定期患者依然需要进行呼吸康复训练的干预。呼吸康复训练应该贯穿慢阻肺病患者治疗的全过程。

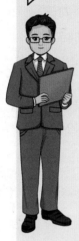

慢阻肺病稳定期应该注意什么

　　首先是戒烟，大多数的慢阻肺病与吸烟相关，吸烟不仅仅引起肺组织损坏，形成肺气肿，而且还与肺间质纤维化、肺癌的发生具有明确关系。与不吸烟患者相比，吸烟患者使用吸入制剂的效果明显减退。其次，慢阻肺病也是一种消耗性疾病，晚期常常出现肌肉减少，肌力减退，甚至卧床不起，因此，患者在日常生活中需要加强营养，注意补充优质蛋白。再次，慢阻肺病患者免疫力差，容易感冒，而慢阻肺病急性加重很大一部分是由感冒诱发的，所以还应该注意避免受凉，并接种流感疫苗、肺炎链球菌疫苗等。最后，慢阻肺病稳定期患者应该注意遵从医嘱，按时复诊，及时调整治疗方案及康复训练。

呼吸康复训练应该坚持什么原则

　　1. 循序渐进　患者应在专业医生的指导下，根据自己的运动处方进行训练，不能急于求成，否则可能会适得其反。

　　2. 量力而行　患者在训练前要对身体状况进行评估，根据自己的体能状况进行训练，不宜超量训练。

3. 坚持不懈 康复训练贵在坚持，其作用是缓慢、逐渐体现的，不宜一蹴而就。

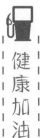

健康加油站

呼吸康复训练是一种特殊的体育锻炼，不仅局限于体能训练，而是有针对性地提高呼吸肌力，改善气短、咳痰困难、运动耐量下降、日常活动受限的问题。呼吸康复训练必须是在对患者进行详细的评估和个性化治疗的基础上，多学科共同干预的综合措施，如营养科、呼吸科、精神心理科、康复科等。

（胡建明）

关键词

太极拳　八段锦

30. 为什么**太极拳、八段锦**也有助于慢阻肺病康复

运动疗法是呼吸康复的核心内容，作为中国传统养生方法的太极拳、八段锦、五禽戏、六字诀及健身气功等通过形体训练与呼吸锻炼相结合，对肢体和呼吸肌都有锻炼效果，能够改善呼吸困难、提高运动耐力、减轻焦虑抑郁等。另外，这些运动强度不大，对患者身体要求不高，适合慢阻肺病及其他心肺疾病的老年患者。

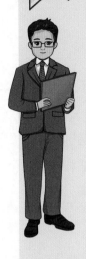

练习太极拳应该注意什么

1. 功法选择 太极拳在漫长的发展过程中，形成了众多功法，如陈式太极拳、杨式太极拳、孙式太极拳、吴式太极拳、武式太极拳等，每种拳法各有其特点。对于慢阻肺病患者，可选 24 式简化太极拳。该拳法简单易学，舒展大方，老少皆宜。心静体松，精力集中。

2. 太极拳要领 虚灵顶劲，尾闾中正；沉肩坠肘，坐腕舒指；含胸拔背，气沉丹田；以腰为轴，上下相随；步法灵活、虚实分明；势正招圆，连绵不断；以意导动，内外合一。

3. 内外相佐，动静结合 太极拳作为一种传统武术，讲究身法套路、手腿协调。同时，作为一种内家拳法，又讲究呼吸配合，初学以自然呼吸为主，熟练后可逐渐意识介入，形成"以意导体""以体导气""先外后内""以外导内"之拳势。后期则达到拳势呼吸阶段，"以意御气""以气运身""重意不重形"。

4. 循序渐进、坚持不懈 太极拳作为一种运动康复手段，其作用是逐渐体现的，贵在坚持。

练习八段锦应该注意什么

八段锦是我国传统健身功法，起源于北宋，此功法分为八段，每段一个动作，故名为"八段锦"，练习无须器械，不受场地局限，简单易学，适合于男女老少。在练习八段锦时应注意以下内容。

1. 八段锦有坐八段锦、立八段锦之分，北八段锦与南八段锦，文八段锦与武八段锦，少林八段锦与太极八段锦之别，可根据自身条件选择一种进行练习。

2. 八段锦属于一种健身气功，练习前需要注意全身放松，意念内守。

3. 练习时应注意掌握动作要领，呼吸配合。

4. 练习结束后需要注意收功。与太极拳一样，八段锦起效缓慢，不宜急于求成。

（胡建明）

31. 为什么在康复锻炼时需要注意**排痰治疗**

咳嗽、咳痰是慢阻肺病患者常见症状。由于慢阻肺病患者气道炎症长期刺激，导致气道内腺体及杯状细胞增生，分泌功能亢进而产生大量痰液。康复锻炼时由于体位改变、纤毛运动增强等原因导致咳痰增多。痰量增多一方面会阻塞气道，加重患者气短，另一方面，可能会导致肺部感染、肺不张等。所以，包括拍背、应用祛痰药物等措施在内的促进排痰治疗也是慢阻肺病康复锻炼中非常重要的一环。

 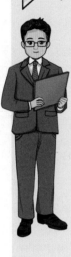

如何进行有效咳嗽

患者可取坐位，双脚着地，身体稍向前倾，双手环抱一个枕头，进行数次深而慢的腹式呼吸，于深吸气末屏气，然后缩唇（噘嘴），缓慢呼气，在深吸一口气后屏气 3~5 秒，身体前倾，进行 2~3 次短促有力的深咳嗽，张口咳出痰液，咳嗽时收缩腹肌，或用手按压上腹部，帮助咳嗽。

排痰治疗的方式有哪些

1. 拍背排痰法　患者取坐位或侧卧位，叩击者使手掌呈杯状，以手腕力量，从肺底自下而上、由外向内，迅速而有节奏地叩击胸壁，每个部位 1~3 分钟，频率每分钟 120~130 次，每次叩击 5~15 分钟，在餐后 2 小时至餐前 30 分钟完成。

2. 体位引流法

（1）根据病变部位采取适当体位，原则上是使病变部位处于高位，引流支气管开口向下，借重力使痰液顺体位引流至气管而排出。

（2）痰液较稠时，引流前应先雾化吸入。间歇做深呼吸后用力将痰咳出，同时轻拍患侧背部有利于痰液引出。

3. 湿化和雾化 湿化气道、稀释痰液，适于痰液黏稠和排痰困难者。

关键词

康复锻炼管理 劳逸结合

健康加油站

咳痰不畅不仅是痰量增多的原因，还包括痰液黏稠难咳，身体虚弱，咳痰无力等，如因痰液黏稠所致，可以雾化吸入、口服祛痰药，如氨溴索、乙酰半胱氨酸等药物辅助排痰。如因身体虚弱，咳痰无力，则需要加强营养、调节身体状况，也可以使用一些中药补益剂进行治疗。

（胡建明）

32. 康复过程中应该如何管理
体力活动和休息的节奏

康复训练过程中应注意劳逸结合，但是目前对于慢阻肺病患者每天应进行多长时间体力活动，应休息多长时间还没有明确规定。如果活动量大，可能会加重病情，如造成肌肉拉伤，从而影响康复训练的持续进行。如活动量少，休息时间过多，则达不到训练效果。一般以每天的体力活动应让患者无明显不适、不感到太累为原则。

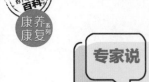

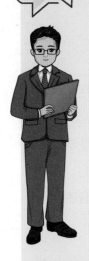

训练过度该怎么办

康复训练对于慢阻肺病患者具有非常重要的作用，但如果训练过度，则适得其反，会出现许多不适，如胸痛、疲乏、气短加重等。有肺大疱患者，剧烈运动时可能会出现肺大疱破裂，形成气胸。因此，患者康复训练应该在专科医生的指导下进行，在运动前需要根据自身的情况进行评估，制订运动方案，按照运动方案，逐渐增加运动强度与运动量。如因运动量过大出现不适，需要停止训练，并及时到医院就诊、检查。

康复训练在哪里进行比较好

康复训练可以选择在医院康复科、康复中心、社区健身中心、家中等均可，患者根据自己的周边环境、经济状况、医疗资源及身体状况，选择适合的地点进行。无论在哪里训练，都需要和自己的康复管理师或医生保持联系，及时反映在训练中出现的问题，接受专业的指导。

训练在什么时间进行比较好

康复训练的时间没有明确规定，可根据自身情况选择早晨或傍晚进行。如果在早晨进行，需要注意保暖及运动前热身。如气短明显，身体状况较差，需要选择身旁有人的时间、地点进行训练，如训练中发生意外要保证能被及时发现。

（胡建明）

33. **中医**有哪些 **肺康复**的方法

中医在肺康复训练中历史悠久，经验丰富，有许多有效的康复方法。我国《慢性阻塞性肺疾病中医康复指南》《慢性阻塞性肺疾病中医肺康复临床应用指南》《祖国传统医学在慢性阻塞性肺疾病运动康复中应用的专家共识》等诸多指南与专家共识推荐了太极拳、八段锦、六字诀、易筋经、五禽戏、呼吸导引术、穴位贴敷、针刺、艾灸、药膳食疗及穴位注射等方法。

专家说

太极拳、八段锦、六字诀、易筋经、五禽戏、呼吸导引术哪种更好，该如何选择

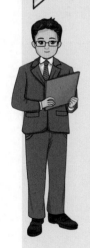

这些锻炼方法各有千秋，很难评价哪一种更强或更好。一般而言，八段锦、五禽戏、六字诀、呼吸导引术，活动量不大，对心肺功能要求较低，简单易学，适合身体状况比较差、年龄大、不需要特别学习的患者。而太极拳和易筋经则来源于中国传统武术，活动量较大，对心肺功能要求较高，适合一些身体状况比较好，年纪轻，容易掌握比较复杂动作的人练习。患者可以根据自己的身体状况及喜好选择其中一两种进行练习，关键是长期坚持锻炼才能有较好效果。

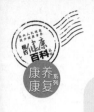

慢阻肺病患者如何进行食疗

对于慢阻肺病稳定期患者，在摄入高蛋白食物（如鸡蛋、鱼、瘦肉等）和蔬菜、水果的基础上，可以配合以下药膳食疗方案：肺脾气虚者可食用黄芪淮山瘦肉汤、五指毛桃炖鸡汤、人参乌鸡汤等；肺肾气虚者可食用冬虫夏草猪肺汤、高丽参蛤蚧炖鹧鸪汤等；肺肾气阴两虚者可食用西洋参熟地炖排骨汤、黄精玉竹炖老鸭汤等；气虚兼瘀血者可食用当归田七乌鸡汤；痰浊阻肺者可食用茯苓山药粥、薏米杏仁粥，还可以竹茹、百合、雪梨、猪肺等加水煎汁服用，视体质不同选用适合的膳食。

冬病夏治有用吗

冬病夏治是中医在长期实践中总结出来的一种有效的治疗方法，指在夏天治疗冬天容易发作或加重的一些疾病，如慢阻肺病、哮喘等，由于肺气亏虚或体内的阳气不足而引发，根据中医中春夏养阳理论，在天气比较炎热的夏天采取外治法提升阳气，驱除体内寒邪，达到扶正固本、祛邪养生治未病的目的。

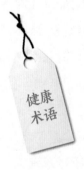

六字诀

六字诀是一种道家吐纳法。通过"呬、呵、呼、嘘、吹、嘻"六个字的不同发音口型，唇齿喉舌的用力不同，以牵动不同的脏腑经络气血的运行。它最大的特点是通过呼吸导引，充分诱发和调动脏腑的潜在能力来抵抗疾病的侵袭，防止衰老。

（胡建明）

34. 为什么需要结合 多种康复模式 来达到最佳效果

慢阻肺病对患者的影响不仅仅限于呼吸系统，还可能涉及全身其他系统，如心血管系统、消化系统、运动系统、内分泌系统及精神心理系统，因此，慢阻肺病康复治疗除呼吸训练外，还包括营养支持、心理康复、抗阻训练、耐力训练、神经肌肉电刺激及戒烟等多种康复模式，采用联合康复护理，能够更好地提高患者生活质量。

专家说 联合康复权威推荐意见

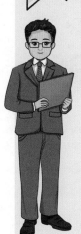

2021 年中国康复学会发布的《慢性阻塞性肺疾病临床康复循证实践指南》推荐，对稳定期慢阻肺病患者，进行中等强度耐力训练，进行地面行走锻炼等有氧运动以改善患者肺功能、呼吸困难和运动能力；进行功率自行车训练以改善患者的运动能力。推荐进行抗阻训练，每周 2~3 次，可改善患者呼吸困难、骨骼肌力量和肺功能；推荐联合耐力训练，以更大程度提高慢阻肺病患者的骨骼肌力量和生活质量。另外，慢阻肺病患者存在严重呼吸困难，建议由康复治疗师制订个体化呼吸训练方案。

什么是功率自行车训练

功率自行车训练是一种安全、有效的康复手段，适用于心脏病、糖尿病、肥胖症、肺部疾病等慢性疾病患者，以及手术后需要恢复的患者。功率自行车可增强心肺功能，促进血液循环，提高身体机能。

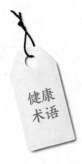

健康术语

有氧运动

有氧运动指在运动中脉搏氧饱和度始终应在 88% 以上，如运动中低于 88% 或下降超过 4%，则应停止运动，并予以吸氧。

（胡建明）

35. 为什么可以使用**计步器**等方式鼓励自己多运动

步行是日常生活中最高频率的运动方式，不仅老少皆宜，简单易行，无须特殊技术及场地，而且是有氧运动，适合慢阻肺病患者进行。与其他训练方式一样，步行也需要长期坚持。计步器是数字时代产生的一种通过统计步数、距离、速度、时间等数据，测算热量消耗，以掌控运动量，防止运动量不足，或运动过量的计步工具。使用它可以大致判断步行活动量、活动强度等，提高步行者的运动兴趣及参与意愿，从而鼓励其多运动。

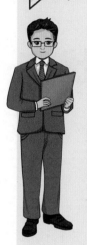

使用计步器有助于提高长期运动量

英国布鲁内尔大学和伦敦大学最新研究结果发现，接受辅助指导的志愿者每天行走步数超过基线 600 步，每周参与中等强度或剧烈运动时间超过基线 24 分钟。接受辅助指导的志愿者无论步行步数还是强度都超过基线标准。这些发现显示，佩戴计步器有助于人们在短期内更加积极地运动。但是，如果人们想获得积极运动产生的健康益处，如心脏病、脑卒中和 2 型糖尿病风险降低，必须长期保持积极运动。

使用计步器时，应确保目标设定既有挑战性又是可实现的，以保持持续的动力。此外，计步器只是监测工具，还应该关注运动的质量和强度，以确保健康和安全。

为什么步行要结合其他康复训练模式

步行帮助提高心肺功能、增强肌肉力量和耐力，改善平衡和协调能力。虽然对运动系统、心肺功能均有一定程度的锻炼，但对呼吸功能的影响较小，单纯的步行可能无法全面满足康复过程中的所有需求。另外，单一的步行训练可能会使患者感到单调乏味，从

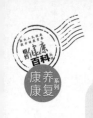

关键词

焦虑　抑郁

而影响他们的训练积极性和持续性。结合其他训练模式可以增加训练的趣味性和多样性，提高患者的参与度。因此，在步行运动时，结合其他运动模式，如呼吸肌训练等，可有更好的效果。

（胡建明）

36. 为什么说**焦虑抑郁状态**会影响康复的效果

　　焦虑和抑郁是慢阻肺病患者常见的精神类并发症，常常会影响病情发展，降低生活质量，甚至会因此发生自杀等行为。在进行康复训练时，如患者合并焦虑状态，常常会出现焦虑、烦躁、注意力不集中、专注性降低，从而影响康复训练的完成。而如果患者合并抑郁症，则会出现心情抑郁、悲观厌世、疲乏无力，对训练的参与度降低。因此，合并焦虑抑郁状态，会影响康复训练的效果。

慢阻肺病患者为什么会出现焦虑抑郁状态

　　慢阻肺病患者往往由于病程长、症状重、病情迁延不愈、经济压力大等原因而出现焦虑抑郁状态，甚至发生自杀情况等而影响治疗。国内外大量研究证实，

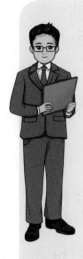

慢阻肺病患者合并焦虑抑郁的发生率为 5%~46%。

出现焦虑抑郁应该怎么办

慢阻肺病患者如合并焦虑抑郁等精神症状，一方面，应提高对疾病的认识，树立正确的疾病观，既不急于求成，也不消极面对，在医生的专业指导下，规范用药，积极治疗。另一方面，由于焦虑抑郁对慢阻肺病的消极作用，症状明显时需要在精神心理科医生的指导下，使用抗焦虑抑郁药物进行干预。此外，慢阻肺病患者合并焦虑抑郁后，也需要保持积极心态，参加康复训练，运动有助于消除焦虑抑郁的不良影响。

焦虑抑郁患者在进行肺康复时的注意事项

合并焦虑抑郁的患者往往存在一定程度的心理障碍，因此在进行康复训练时，要正确认识康复训练的利弊，循序渐进，逐渐增加训练时间与强度，不能急于求成，抱有一蹴而就的想法。另外，还要制订适当的训练目标，使患者经过努力训练能够达到目标，提高训练信心，有利于训练项目的持续进行。

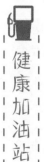

健康加油站

焦虑状态和焦虑症是一回事吗

焦虑状态是人们在面对不良刺激时表现出的一种焦虑不安与烦躁情绪，是一种正常防御机制，能让人体处于更加觉醒和敏感的状态，应对突如其来的危险。

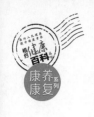

但如果焦虑状态过强，已经影响了正常的工作和生活，就要考虑是否为焦虑症，后者是一种精神疾病，需要及时诊治，两者有着本质的区别。

（胡建明）

37. 为什么有**家庭成员加入**的康复计划能得到更好的实施

家庭成员 康复计划

慢阻肺病患者大多为高龄患者，记忆力差，对康复训练动作要领的掌握与理解能力差，在康复计划中纳入家庭成员，有助于帮助患者正确理解与记忆康复动作，并能够监督、督促患者坚持训练。而且，有家庭成员参与，能够克服患者的恐惧心理和懒惰习惯，更好地完成康复计划。

家庭成员在康复训练中的作用

1. **情感支持**　慢阻肺病患者往往由于高龄、病程长、症状多、生活质量低等因素而出现焦虑与抑郁等精神症状，生活中更需要关心与呵护。在康复训练中如果得到家人的关心与帮助，会起到更好作用。

2. **身体照顾**　患者由于缺氧、营养不良、运动减

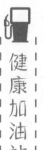

少等原因导致肌肉萎缩、肌力减弱、行动不便，在进行康复训练时更需要他人的帮助与照顾，因此，有家人参与的康复训练更有利于康复计划的顺利实施。

3. 经济实惠 家庭是最小的社会单位，家庭中的尊老爱幼是中华民族的传统美德，家人的扶持与帮助是一种责任和义务。因此，与医院及康复中心相比，有家庭成员参与的家庭康复更加经济实惠。

医院康复与家庭康复有何区别

有研究认为，家庭康复与医院康复具有相同的作用，但是两者有一定的区别，首先是实施地点不同，家庭康复包括在社区康复中，主要在家庭及其他医院与康复中心以外的地方。其次是所需设备不同，家庭康复一般不需要专业设备及场地，操作简单方便，但是缺乏专业人员指导与监督，康复质量一般不高。最后是费用不同，家庭康复无须特殊设备及专业人员指导，更加经济实惠。

家庭康复的注意事项

首先，由于家庭康复主要在家庭中进行，因此在家庭康复中需要积极及时地与专业人员保持联系，获得专业的指导。其次，家庭康复中还需要注意安全，由于慢阻肺病患者体力减退、活动能力减弱，在训练

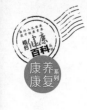
时需要注意遵照医嘱，量力而行，对于行动不便者需要在家人的监护及帮助下进行。最后，康复训练无论是在家庭进行还是在医院进行，都需要长期坚持，因此进行家庭康复时需要严格按照康复计划，坚持进行，可以在家人的监督与帮助下进行。

（胡建明）

关键词

评价　呼吸康复　获益

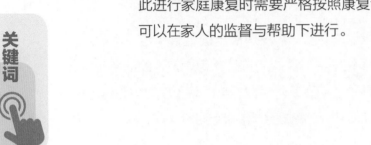

38. 慢阻肺病患者如何
评价自己在呼吸康复
中的获益

在康复训练中进行评价，可以了解康复训练所带来的益处，增加训练的信心。具体评价指标主要有住院率，急性加重频次以及肺功能，BODE 指数（包含体重指数、气流阻塞、呼吸困难和运动能力的综合指数），6 分钟步行距离，博格评分，改良版英国医学研究委员会呼吸困难问卷（mMRC），圣乔治呼吸问题调查问卷，慢阻肺病患者自我评估测试问卷（CAT），SF-12 健康调查量表、不良反应等指标。

康复训练期间肺功能检查需要多久做一次，做哪些内容比较合适

肺功能一般 3~6 个月做一次即可，检查时可根据当地检查能力选做肺通气功能、容积检查、弥散功能及支气管舒张试验等。

健康加油站

SF-12 健康调查量表（SF-12 Health Survey）是一种广泛使用的生命质量评估工具，主要用于评估个体的健康相关生命质量。作为 SF-36 量表的简化版本，SF-12 量表通过 12 个条目来评估与 SF-36 量表相同的八个健康领域，包括身体机能、角色身体、身体疼痛、一般健康、活力、社会功能、角色情感和心理健康。

SF-12 量表的设计旨在保持与 SF-36 量表相当的评估能力，同时提供更短的调查表，以便于更频繁地进行评估。由于其简便性和高效性，SF-12 量表在临床和研究中被广泛应用，以评估不同人群的健康状况和治疗效果。

（胡建明）

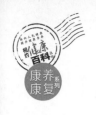

39. 为什么**自我管理**
在呼吸康复中非常重要

肺康复是指通过一系列旨在促进呼吸健康和增强身体能力的计划和活动，帮助慢性呼吸系统疾病患者减轻症状、提高生活质量。在这个过程中，自我管理发挥了关键作用。它可以帮助患者制订个性化的管理计划，调节情绪等，有利于更好地控制病情，提高生活质量。多项研究已经证实了自我管理在肺康复中的重要性。自我管理能力强的慢阻肺病患者在生活质量、心理状态和运动能力方面都优于自我管理能力较差的患者，并可以显著提高慢性呼吸系统疾病患者的肺功能和生活质量，减少急诊就诊次数和住院天数。

 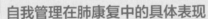

自我管理在肺康复中的具体表现

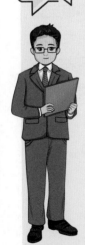

1. **戒烟**　是预防和治疗慢性呼吸系统疾病的重要措施之一。患者需要明确吸烟对健康的危害，并采取积极的措施戒烟。

2. **坚持规律用药**　慢性呼吸系统疾病患者需要在医生的指导下坚持规律用药，并注意不要随意更改药物剂量或停药。

3. **肺康复训练**　是帮助慢性呼吸系统疾病患者提高肺功能和生活质量的重要手段，包括运动训练、呼吸训练、心理支持等。

4. 心理调适 慢性呼吸系统疾病患者往往存在焦虑、抑郁等情绪问题，这些问题会影响患者的治疗效果和生活质量。因此，心理调适非常重要。患者可以通过认知行为疗法、放松训练、积极思考等方式缓解情绪问题。

5. 主动学习 患者可以通过学习慢性呼吸系统疾病的知识和管理技巧提高自我管理能力。这包括了解病情评估的客观手段、及时发现病情变化、争取得到及时的处理等。

6. 良好的生活饮食习惯 良好的生活饮食习惯对肺康复非常重要。患者应均衡饮食，多摄入富含优质蛋白、维生素和微量元素的食物，避免辛辣、刺激性食物和饮品。

7. 接种疫苗 接种疫苗是预防相关病原体的感染，从而预防慢性呼吸系统疾病加重的重要措施。患者应该在医生的指导下接种相应的疫苗，如流感疫苗和肺炎链球菌疫苗等。

因此，我们强调自我管理在肺康复中的重要性，希望更多患者能够掌握这些必要的技能，从而更好地管理自己的健康状况。

（赵　卉）

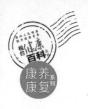

40. 为什么医生需要根据患者的情况**制订呼吸康复方案**

关键词

呼吸康复　非药物治疗

呼吸康复是一种针对慢性呼吸系统疾病患者的非药物治疗方法，其目的是通过稳定或逆转疾病的全身表现来减轻症状、优化功能状态、增加患者依从性、减少医疗费用。由于每个患者的病情和身体状况不同，因此需要医生根据患者的具体情况制订个性化的呼吸康复方案。

专家说

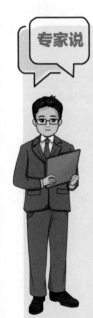

呼吸康复方案通常包括多种训练和干预措施，例如运动训练、呼吸训练、心理支持等。医生会根据患者的年龄、性别、身体状况、疾病类型和病程等因素制订适合患者的呼吸康复方案。此外，呼吸康复方案也需要根据患者的治疗效果和反馈进行调整和优化。

因此，患者需要在医生的指导下进行呼吸康复训练，并定期与医生沟通，反馈治疗效果和身体状况，以便医生及时调整治疗方案，确保患者得到最佳的治疗效果。同时，医生还可以为患者提供关于慢性呼吸系统疾病的预防和治疗方面的建议和指导，帮助患者更好地管理和控制病情。

可能影响呼吸康复的其他系统基础疾病

1. 不稳定型心绞痛或心律失常 这些心脏疾病可能会增加呼吸康复过程中的风险。

2. 不稳定的骨折 可能会限制患者的活动能力，影响康复训练的进行。

3. 严重的认知障碍 影响患者对康复训练的理解和参与。

4. 进行性神经肌肉疾病 可能会影响患者的呼吸肌肉功能。

5. 重度贫血 影响患者的氧气输送和整体机能。

6. 严重衰弱相关的疲劳 如与晚期充血性心力衰竭或化疗等有关的情况。

7. 预期寿命短（如预期寿命小于 6 个月） 这种情况可能不适合长期进行康复治疗。

在制订呼吸康复方案时，需要考虑以上基础疾病的存在，并相应调整康复计划，以确保安全性和有效性。

（赵 卉）

41. 为什么**正念**有助于调节心理健康

关键词

正念 心理健康 辅助治疗方法

正念是一种源于佛教传统的修行方法，旨在培养个体对自身内在感受、思维和情感的觉察。在现代社会中，正念被广泛应用于心理辅导、压力管理等领域。正念练习的核心是不带任何评价地去观察和感受身体的感觉、内心的想法和情绪等。通过正念修行，人们可以提高自我认知能力，更好地应对生活中的挑战，实现内心的平和与宁静。

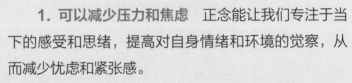

专家说 为什么正念有助于调节心理健康

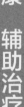

1. 可以减少压力和焦虑 正念能让我们专注于当下的感受和思绪，提高对自身情绪和环境的觉察，从而减少忧虑和紧张感。

2. 增强情绪调节能力 正念可以帮助我们学会接纳和觉察自身的情绪，而不是逃避或抑制它们，能够更好地调节情绪反应，并对痛苦情绪有更积极的应对策略。

3. 提高自我意识和自我接纳 正念鼓励我们以一种非判断性的态度去观察和接纳自己当前的经验，包括感觉、思维和情绪。可以促进内在的成长和自我理解，帮助我们更好地认识自己，并接纳自己的优点和缺点。

4. 增强注意力和专注力 通过反复练习将注意力集中在当前的经验上，并随时回到这个焦点。

5. 提升幸福感和生活满意度 正念减少自动化的负面思维模式，并培养积极的心态。

怎样进行正念训练

1. 呼吸觉察 专注于呼吸的感觉，观察气息进入和离开身体的感觉。当你的思绪开始漫游时，温柔地将注意力回到呼吸上。

2. 身体扫描 躺下或坐下，逐渐将注意力放在身体的不同部位。注意观察每个区域的感觉和感知。

3. 感受觉察 注意观察情绪、情感和身体的感受，并接受这些感受，不进行判断或抵抗。

4. 思维觉察 当思绪出现时，将其看作是云朵经过天空的场景，让它们自然地流动而不进行评判或执着。

5. 日常活动的正念 专注于每个动作和体验，如走路、洗碗、喝茶等。意识到细节，享受当下的美好。

需要指出的是，正念不仅仅是一种简单的放松技巧，而是一种可以培养和发展的心理技能。需要不断的练习和坚持，才能真正体验到其益处。因此，建议接受正念的指导和专业培训，以获得更好的效果。

（郑雅莉）

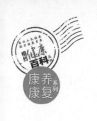

42. 为什么呼吸康复不能完全使患者恢复到

正常同龄人的状态

呼吸康复是一种综合性的治疗方法，旨在通过针对性的训练和干预，改善呼吸功能，提高患者的生活质量。这种治疗方法在慢性阻塞性肺疾病、慢性支气管炎、间质性肺疾病等慢性呼吸系统疾病中尤为常见。呼吸康复在很大程度上能够帮助患者缓解症状、增强体能，但并不能完全使患者恢复到正常同龄人的状态。

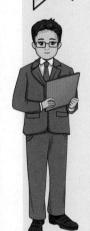

专家说

呼吸康复并不能完全治愈患者的慢性呼吸系统疾病，原因有以下几点。

1. 疾病的严重程度　是影响呼吸康复效果的重要因素。一些较为严重的呼吸系统疾病，如严重的慢阻肺病或哮喘，可能已经对肺部造成了不可逆的损伤。这种情况下，即使经过呼吸康复治疗，患者也无法完全恢复正常的呼吸功能。

2. 个体差异　每个人的身体状况、生理特征和患病经历以及对医生嘱托的依从性都有所不同。这使患者在接受呼吸康复治疗时，难以达到完全一致的效果。

3. 生活方式差异 患者的饮食习惯、运动量、吸烟等生活方式因素也会影响呼吸康复的效果。积极改变生活方式，如戒烟、增加运动等，有助于提高呼吸康复的效果。

4. 系统性并发症 慢性呼吸系统疾病可能会导致其他系统性并发症，如心血管疾病、肌肉萎缩或全身性炎症等，这些并发症可能会影响呼吸康复的效果。

5. 年龄与合并症 患者年龄的增长以及伴随的其他疾病（如心脏病、糖尿病等）也会影响呼吸康复的成效。老年人或有多种合并症的患者可能因为身体机能的整体下降而难以实现完全康复。

成功的呼吸康复并非仅凭医疗技术和设备，而是需要患者和医生的紧密合作。医生需要充分了解患者的病情、需求和目标，为患者制订个性化的治疗方案。同时，患者也需要积极配合治疗，努力改变不良的生活习惯，以最大限度地达到理想的治疗效果。

（赵　卉）

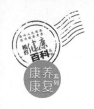

43. 为什么在康复后患者能 更好地**参与家庭活动或 社会生活**

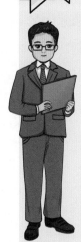

关键词

康复心理学 社会支持 生活质量

康复之后，患者在身体功能和心理状态都有了显著的恢复。在康复过程中，患者得到了来自各方的支持，并重新找回了个人价值，这些都有助于患者更好地融入家庭活动和社会生活。康复可以为个体带来更美好的人生体验，享受生活的乐趣。

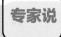

专家说 康复的意义及其重要性

康复，指在疾病、伤残过程中，通过专业的康复治疗和康复训练，帮助个体最大限度地恢复和改善功能，重返家庭和社会。康复不仅对个体本身具有重要意义，更对家庭和社会有积极贡献。

患者在康复后能更好地参与家庭活动或社会生活的原因

1. 康复后的心理调适　从自我认知到积极面对。面对疾病或伤残，患者在康复过程中逐渐学会接受现实，调整心态，树立信心。康复后会以更加积极的心态面对生活，增强心理适应能力。

2. 康复后的生活技能提升 从依赖到独立。康复治疗和训练有助于个体恢复生活自理能力，减轻家庭负担，在社会交往中也更加自信，提升人际沟通能力。

3. 家庭关系的优化 从疏离到紧密。经历过疾病和康复，个体会更加重视家庭关系，促进家庭成员间的沟通与理解，并为家庭带来更多欢乐和温馨，增强家庭凝聚力。

4. 社会参与的拓展 从封闭到开放。康复后，个体积极参加社会活动，更好地与他人建立联系，社会适应能力得到提升，人际关系得到扩展。

怎样在疾病康复后更快地回归正常生活

1. 遵循医嘱，按时复查，密切关注身体状况，规律用药，切勿随意增减剂量或停药。

2. 调整不良生活习惯，保持良好的作息规律，增加户外运动，避免接触烟尘、异味等诱发因素。

3. 合理搭配膳食，保持饮食均衡，多吃新鲜蔬果，避免食用辛辣油腻、刺激性食物，遵循医生建议，调整饮食结构。

4. 保持乐观心态，积极面对生活挑战，有需要时及时寻求心理支持，缓解焦虑、抑郁等不良情绪。

5. 学会正确的呼吸方式，加强呼吸肌锻炼，并遵循医生建议，进行呼吸康复训练。

6. 了解疾病知识，提高自我管理水平。

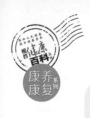

同时，应密切关注身体状况，及时向医生反馈，以便调整治疗方案。

（郑雅莉）

关键词

康复医学　日常工作

44. 为什么**日常工作不能代替康复**

在日常生活中，我们经常听到"多做日常工作，身体自然就会好起来"的说法，然而，对于某些疾病和损伤来说，仅依靠日常工作真的能够代替专业的康复训练吗？答案是否定的。尽管日常工作和生活活动对身体健康有益，但在康复过程中，还需要进行有针对性、专业性、强度适宜的康复训练才能更好地帮助患者恢复健康和功能。

专家说　康复训练与日常工作之间的区别

1. 康复训练具有很强的针对性，可针对患者特定的病情和身体状况，制订出一套合理的锻炼方案。而日常工作往往不能针对性地解决患者在康复过程中的问题。

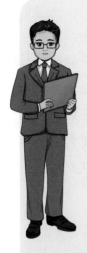

2. 康复训练由专业的康复师根据患者的病情和身体状况制订，具有较高的专业性，而日常工作并未经过专业规划，可能无法满足康复过程中的需求。

3. 康复训练的强度和持续时间可以根据患者的病情进行调整，以确保在安全的前提下达到良好的康复效果，而日常工作很难保证足够的强度和持续时间。

4. 康复过程中，专业的康复师会对患者的锻炼情况进行监控，根据病情变化及时调整康复计划，而在日常工作中，这种监控和调整可能不够及时和有效。

5. 康复训练的主要目标是帮助患者尽快恢复健康和功能，提高生活质量，而日常工作更多的是为满足生活和工作需求。

如何在日常生活中融入康复训练

1. 在进行康复训练之前，首先要了解自己的病情和康复需求，可以咨询医生或康复师，了解康复过程中需要注意的事项。

2. 合理安排康复训练时间和强度，避免过度劳累，并且密切关注自己的身体状况，如有不适，应及时咨询专业医生的意见。

3. 将康复训练融入日常生活和工作，可以提高康复效果。例如，在上班途中增加步行距离，或将锻炼纳入工作计划等。

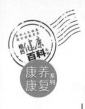

健康加油站

康复医学又称"第三医学"（临床医学为"第一医学"，预防医学为"第二医学"），是一门研究残疾人及患者康复的医学应用学科。它旨在通过综合应用医学的、教育的、社会的、职业的措施，对伤病后可能出现或已经出现的功能障碍进行以功能训练为主的干预，尽可能提高患者的功能和生活质量，使其回归社会。

（郑雅莉）

45. 为什么康复时不能中断药物治疗

随着慢阻肺病的患病率逐渐上升，呼吸康复成为越来越多患者关注的焦点。然而，在呼吸康复过程中，患者可能会对药物治疗产生疑惑，甚至有些患者会擅自中断药物治疗。事实上，呼吸康复期间中断药物治疗可能会对患者的病情产生不良影响，因此不建议患者自行停药。

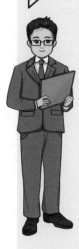

药物治疗对于控制慢阻肺病症状至关重要

药物治疗是缓解慢阻肺病症状、延缓病情进展的关键。一些常用的药物如支气管扩张剂、激素，祛痰药物等，能够扩张气道、减轻炎症反应、稀释痰液，从而提高患者的呼吸功能和生活质量。

药物治疗与呼吸康复相辅相成

呼吸康复包括运动训练、呼吸锻炼、心理支持等，旨在改善患者的呼吸功能、增强体能、提高生活质量。然而，单独的呼吸康复并不能解决慢阻肺病的所有问题。药物治疗与呼吸康复相辅相成，药物治疗可以有效地缓解慢阻肺病症状，为患者进行呼吸康复提供更好的条件，而呼吸康复则能增强患者的体能和心肺功能，以及战胜疾病的信心，从而提高患者坚持使用药物的依从性，有助于更好地控制病情。

中断药物治疗可能会加重病情

患者在康复期间擅自中断药物治疗可能会导致慢阻肺病症状加重，甚至出现慢阻肺病急性加重。急性加重是慢阻肺病患者肺功能迅速恶化甚至死亡的主要原因。

合理安排药物使用和呼吸康复

为了在康复期间更好地控制病情，患者应在医生的指导下合理安排药物使用和呼吸康复。一般医生

会根据患者的具体情况制订个体化的治疗方案，包括药物治疗和呼吸康复的方案。患者应在医生的指导下按时服药，同时积极参与康复锻炼，逐步提高运动量和强度，以达到最佳的治疗效果。

总之，在慢阻肺病的康复期间，药物治疗与呼吸康复相辅相成，可以帮助患者更好地控制病情、提高生活质量。患者应在医生的指导下合理安排药物使用和呼吸康复，以达到最佳的治疗效果。

（赵 卉）

关键词

肺康复 家庭氧疗 低氧血症

46. **家庭氧疗**算不算
肺康复的范畴

肺康复和家庭氧疗都是针对肺部疾病患者的治疗方法，它们之间有一定的关系，但侧重点不同。简单来说，肺康复是为了帮助患者恢复肺部功能，提高生活质量，而家庭氧疗则是肺康复过程中的一种辅助治疗方法。

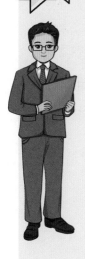

家庭氧疗的适应证

家庭氧疗适用于许多呼吸系统疾病导致的低氧血症患者，包括慢性阻塞性肺疾病、肺间质纤维化、肺嗜酸性粒细胞增多症和间质性肺病等。患者血液中氧气含量不足可能出现气喘、呼吸急促、胸闷、嘴唇发紫、头痛、易感劳累，甚至精神错乱、嗜睡、昏迷等。而家庭氧疗可以改善患者的缺氧症状，提高他们的生活质量。

家庭氧疗的操作方法

家庭氧疗要根据患者的情况选择合适的装置。常用的家庭氧疗设备，一般是氧气袋和氧气瓶。氧气袋能容纳的氧气量少，一般用于应急。氧气瓶由于瓶内高压，从安全的角度考虑需要定期检测。现在很多家庭选择使用家用制氧机，最常用的是分子筛制氧机，插电使用即可，非常方便。此外，微压氧舱也是家庭氧疗设备的一种，可以提供高压氧气环境，非常适合高原低压、低氧的环境。

在实际治疗中，为达到效果并避免二氧化碳潴留引起的危害，患者应遵从医务人员建议，规范氧气流量和吸氧时间，并监测相关指标以调整吸氧方案。

家庭氧疗的效果和注意事项

1. 制氧机需要定期检测制氧浓度，更换分子筛。

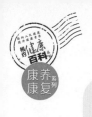

无论使用哪种氧疗设备，都建议配备脉搏氧饱和度仪，检测吸氧效果。建议最好在医生的指导下调节吸氧的流量和时间，并定期复查肺功能。

2. 供氧装置应远离明火，吸氧时不要吸烟；要定时清洗或更换吸氧管，避免细菌感染；湿化杯中的水应该使用纯净水并定时更换。此外，要注意用电安全，不要在潮湿的环境下使用。

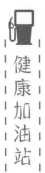

健康加油站

氧吸多了会氧中毒吗

氧中毒与吸氧时间、氧浓度和个人体质有关。一般认为，常压下连续吸 100% 纯氧的安全时限为 12~24 小时。家庭制氧机的制氧浓度即便是新机器也达不到 100%，还会随时间而逐渐下降，而且对于慢阻肺病患者，推荐吸入的氧流量较低，实际上吸入的氧浓度一般不超过 35%，属于低流量吸氧范围。此外，多采用短时间、多次的吸氧方案，因此，家庭氧疗不会发生氧中毒。

（郑雅莉）

47. 慢阻肺病急性加重期
可以选择哪些康复活动

关键词

慢阻肺病急性加重时最常见两个问题，一是痰无法咳出，另一个是呼吸困难。除用药以外，针对痰无法咳出，还可以通过有效咳嗽、体位引流帮助排痰；针对呼吸困难，可以通过体位摆放、呼吸控制的方式，帮助减轻急性加重时呼吸的窘迫症状。

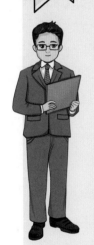

专家说 怎样才能主动、有效地咳嗽

有一种帮助咳嗽排痰的技术，称为主动呼吸循环技术，它是把腹式呼吸、胸廓扩张运动、用力呼气运动三者进行结合，从而松动和清除呼吸道分泌物的一种治疗方法。这个排痰动作可以分三步进行。

1. 腹式呼吸 身体处于放松状态，一只手平放于胸部，另一只手放于腹部，感觉腹部起伏，经鼻深吸气，用嘴缓慢呼气，吸气时腹部隆起，呼气时嘴唇呈吹口哨状，腹部内陷，控制吸呼比为（1:4）~（1:2）。呼吸节奏尽量放慢加深，根据身体状况决定屏气时间。

2. 胸廓扩张运动 将一只手放于胸部感受胸廓的运动，用鼻深吸气，屏气3秒后用嘴缓慢呼气，连续

有效咳嗽　体位引流　主动呼吸循环技术

进行 3~5 次深呼吸。主动深吸气时，吸气量要较正常呼吸时大，这样有助于气道黏液的松动和肺组织的重新扩张。

3. 用力呼气运动　正常吸气动作结束后，不继续呼气动作，而是快速呵气 1~2 次，注意同时收缩胸部和腹部。这样可以使呼吸道管壁产生内在的振动，促使气道黏液分泌物的松动和排出。此外，可以坐直或前倾，利用腹肌有力的咳嗽来优化效果。

喘息时的体位摆放和呼吸控制

1. 体位　可选用一个有靠背的座椅，尽量使腰椎、颈部和肩膀放松。这种体位可优化膈肌初始位置和骨盆稳定的功能，并最大限度地减少全身肌肉骨骼应力。

2. 呼吸控制　尽可能采用腹式呼吸，注意上胸部和肩颈部保持放松，下胸部和膈肌主动收缩。以缓慢和放松的方式呼吸会减少呼吸的工作量，从而减少对氧气的需求。

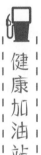

健康加油站

主动呼吸循环技术

主动呼吸循环技术（active cycle of breathing techniques，ACBT）是一种有利于清除痰液与改善氧合的呼吸技术。由三个循环往复的通气阶段构成，即呼吸控制、胸廓扩张训练、呵气。循环数量和每个通气阶段的长度、数量和顺序可根据患者的反应、舒适度等进行调整。

常规的 ACBT 包括：①呼吸控制（直到患者呼吸稳定并准备好开始）；②胸部扩张练习 3~5 次；③呼吸控制（直到患者恢复正常的呼吸频率）；④胸部扩张练习 3~5 次；⑤呼吸控制；⑥用力呼气运动；⑦呼吸控制。

（郑雅莉）

如何运用主动呼吸循环技术帮助患者排痰

48. 进行**呼吸机辅助治疗**时应该给予哪些康复活动

慢阻肺病随着病情的发展，患者可能出现呼吸衰竭，此时需要住院治疗，甚至使用呼吸机辅助呼吸。在呼吸机辅助治疗过程中，康复活动对于患者的恢复至关重要。

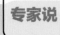

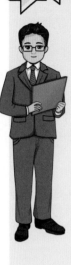

专家说

呼吸训练

呼吸训练是康复治疗的核心环节，目的是改善患者的呼吸功能、提高生活质量。呼吸训练方法包括腹式呼吸、呼吸节奏训练（根据自己的舒适度调整呼吸节奏，如深吸慢呼、深吸快呼等。通过改变呼吸节奏，提高呼吸效率，减少呼吸做功）等。

物理治疗

1. 按摩 按摩胸部、背部等部位，有助于缓解肌肉紧张，改善呼吸功能。

2. 热敷或冷敷 热敷有助于扩张血管，促进血液循环；冷敷有助于减轻炎症和肿胀。

3. 空气净化 在室内安装空气净化器，减少环境中的有害物质，改善空气质量。

4. 湿化治疗 加湿室内空气，使呼吸道黏膜得到充分湿润，缓解呼吸道症状。

运动康复

适当的运动康复能够提高患者的运动耐量，但运动康复方案应根据患者的身体状况和病情进行制订。可在保证安全的前提下进行床上或床旁活动，在有蓄电池和氧气瓶的情况下可借助助步车进行适当的步行活动。

心理康复

慢阻肺病患者在治疗过程中，容易产生焦虑、抑郁等不良情绪。心理康复旨在帮助患者建立积极的心态，提高治疗依从性和生活质量。

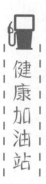

呼 吸 衰 竭

呼吸衰竭是指肺功能受损，导致气体交换异常，从而使血液中的氧气和二氧化碳水平失衡，影响全身各个器官的正常运作。简单来说，就是肺部呼吸功能出现问题，导致无法正常呼吸。

呼吸衰竭分为两种类型：低氧血症性呼吸衰竭和高碳酸血症性呼吸衰竭。低氧血症性呼吸衰竭指血液中的氧气含量不足，可能导致头晕、乏力、呼吸困难等症状。高碳酸血症性呼吸衰竭指血液中的二氧化碳含量过高，可能导致呼吸加深、加快，甚至出现昏迷等症状。预防呼吸衰竭的关键是积极治疗相关疾病，保持良好的生活习惯，避免呼吸道感染。

（郑雅莉）

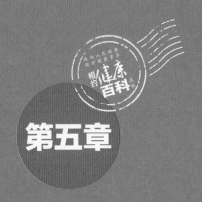

第五章

慢性阻塞性肺疾病患者
容易合并哪些疾病

一

慢性阻塞性肺疾病的
肺部并发症

1. 为什么慢阻肺病患者需要
重视共病的诊治

共病是指在同一个体中同时存在两种及以上慢性疾病或健康问题的情况。与单一疾病相比，共病通常会降低患者的生活质量、增加患者的经济负担和死亡率。

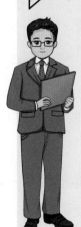

专家说 慢阻肺病患者通常有以下共病

1. 心血管疾病　缺血性心脏病、心力衰竭和心律失常是较常见的心血管共病。吸烟、炎症、老年、空气污染暴露及活动减少等多因素相互联系、相互协同，共同导致了慢阻肺病患者心血管疾病的发生发展。

2. 肺部疾病

（1）**肺栓塞：** 由于慢阻肺病患者存在全身慢性炎症、缺氧等情况，导致血液高凝状态，如果长时间卧床则可引起血液瘀滞，这些都增加了肺栓塞的发病风险。

（2）**支气管肺癌：** 支气管肺癌和慢阻肺病具有共同的危险因素，50%~70% 的肺癌患者合并慢阻肺病。共病患者肺癌恶性程度可能更高，生存期更短，肺功能不佳和术后并发症也会导致慢阻肺病合并肺癌患者治疗手段减少，严重影响患者生活质量和预后。

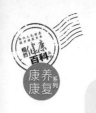

3. 骨关节疾病 慢阻肺病患者也常伴随骨关节问题，如骨质疏松和关节炎。骨关节疾病导致疼痛和运动障碍，进一步影响患者的生活质量。

4. 代谢综合征 慢阻肺病患者中常见的代谢综合征表现为肥胖、高血压、血糖血脂异常。代谢综合征的存在进一步增加了心血管疾病和糖尿病等并发症的风险。

5. 精神健康问题 呼吸困难、体力活动受限以及慢性疾病的不断进展导致慢阻肺病患者容易伴随焦虑和抑郁等精神健康问题。

如何防治慢阻肺病患者的共病

1. 定期体检和监测 定期接受体检，包括对心血管、骨关节、代谢、精神健康等方面的监测。这有助于早期发现共病的迹象，及时干预。

2. 保持健康饮食 遵循健康的饮食原则，保证充足的营养，有助于预防代谢综合征等共病的发生。

3. 积极康复锻炼 制订合适的运动计划，有助于改善肺功能、增强身体抵抗力、减缓骨关节问题的发展，并对精神健康产生积极影响。

4. 心理支持 专业的心理支持可以帮助应对疾病带来的心理压力，增强康复的信心。

（刘　琳）

2. 我的**肺不好**，为什么**心脏也不好了**

慢阻肺病是一种常见的呼吸系统疾病，与之相关的心脏病同样常常让患者感到困扰。这两者之间的关系并非简单的巧合，而是在多种因素的共同作用下形成的。

慢阻肺病和心脏病之间具有紧密联系，慢阻肺病患者可能出现以下情况。

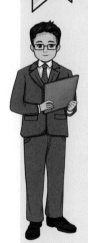

1. 并发肺源性心脏病 慢阻肺病可引起长期慢性缺氧，缺氧状态可导致肺动脉痉挛、肺动脉压升高，从而使右心室负担加重，逐渐引起右心室肥厚和扩张，最终导致右心功能不全。

2. 缺氧导致心血管系统应激 慢阻肺病患者由于气体交换不足，导致血液中氧气水平下降。缺氧刺激体内的应激反应，使心血管系统处于一种过度活跃的状态，使发生心血管疾病的风险增加。

3. 心脏负担增加 慢阻肺病患者处于全身缺氧状态，为满足全身组织对氧气的需求，心脏需要更加努力地泵血。这种心脏的过度努力增加了心脏的负担，使心肌更加耗能。

缺氧 心功能不全 肺源性心脏病

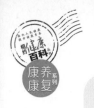

4. 炎症状态对血管壁的影响　慢阻肺病是一种慢性炎症性疾病，体内的炎症物质可能对血管壁产生不良影响，促进了动脉粥样硬化和斑块形成，增加了心血管疾病的发生风险。

5. 危险因素相互作用　慢阻肺病患者常伴随多种危险因素，如吸烟、老年、空气污染以及活动减少。这些因素相互作用，共同增加了心血管问题的风险。

慢阻肺病患者可以采取一系列措施降低心脏病风险，改善心血管健康

1. 遵医嘱　遵循医生的建议积极管理慢阻肺病症状。

2. 戒烟　吸烟是慢阻肺病和心脏病的共同危险因素。所以戒烟是慢阻肺病患者降低心脏病风险的关键步骤。

3. 控制体重　维持健康的体重有助于减轻心脏负担和提高慢阻肺病患者的生活质量。遵循健康均衡的饮食原则，减少高盐、高脂肪食物的摄入。

4. 保持适度运动　适度运动可以改善心肺健康，减轻心脏负担，提高整体健康水平。

5. 定期体检和监测　定期进行全面的体检，包括监测心血管健康指标，如血压、胆固醇水平等。及时发现潜在的心脏问题，采取预防措施。

（刘　琳）

3. 老人说**脚肿**"日子就不多了"，我是不是快"不行了"

老年人下肢水肿可分为生理性和病理性，可以简单评估属于哪种性质的下肢水肿。

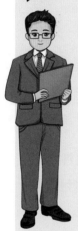

生理性的双下肢水肿，主要是由于老年人腿部肌肉松弛、下肢静脉瓣功能不全，运动量减少，导致下肢静脉血回流变慢、瘀滞，从而出现脚背、小腿等部位水肿。生理性的下肢水肿往往没有其他伴随症状，可以通过调整日常生活方式得到改善。

病理性的下肢水肿通常是由于病理原因导致。如老年人牙齿松动或脱落、胃肠道吸收功能变差，容易出现摄入不足和营养不良，引起由低蛋白血症导致的下肢水肿。其他原因如心源性、肾源性、内分泌、肝源性等因素引起的水肿，往往还会伴有相应症状。

对于没有其他伴随症状的下肢水肿（生理性），应该：①适当运动，避免久坐；②平时休息或晚上睡觉时，可将双腿稍垫高，促进下肢血液回流心脏；③多摄入优质蛋白，如鱼、肉、蛋、奶，注意营养均衡。

而对于有明显症状，或者通过生活方式调理没有改善，甚至加重的，应该到医院进行相关检查查明原因，进行针对性治疗。

关键词

双下肢水肿 低蛋白血症 病理性水肿

病理性水肿具体包括哪些类型

1. 心源性水肿 指由心脏病引起的水肿，如右心衰竭、缩窄性心包炎等。这类水肿以身体下垂部位明显，常伴有心慌、气短、食欲缺乏等症状。

2. 肾源性水肿 一般由肾炎、肾病综合征或肾衰竭引起，常伴有尿少、血尿或者蛋白尿等，除引起双下肢水肿外还可引起眼睑、面部甚至全身性水肿。

3. 肝源性水肿 主要病因是肝硬化失代偿，常伴有黄疸、蜘蛛痣、肝区疼痛等表现。

4. 内分泌性水肿 可由甲状腺功能减退等疾病引起，往往以颜面部为主，常伴有淡漠、反应迟钝、心率减慢等。

5. 其他 下肢静脉血栓、长期慢性消耗性疾病（肿瘤）、长期服用类固醇皮质激素类药物等也可以导致水肿。

（刘　琳）

4. 为什么慢阻肺病患者容易
合并骨质疏松

关键词

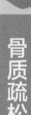

系统回顾和荟萃分析结果显示，全球超过 1/3 的慢阻肺病患者可能患有骨质疏松，其原因是多方面的。

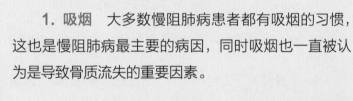

慢阻肺病合并骨质疏松的主要原因

1. 吸烟 大多数慢阻肺病患者都有吸烟的习惯，这也是慢阻肺病最主要的病因，同时吸烟也一直被认为是导致骨质流失的重要因素。

2. 糖皮质激素的不合理使用 糖皮质激素是中重度慢阻肺病患者必备药品，长期不合理使用会增加骨密度降低的风险，这是因为激素会减少胃肠道对钙的吸收，增加钙的肾排泄；并且会直接抑制骨形成、刺激破骨细胞活动，最终导致骨量减少。

3. 骨骼肌质量和强度降低 患者因慢阻肺出现的活动耐力下降和衰老的生理过程会对骨骼肌的质量和强度产生影响，这既是继发于慢阻肺疾病的，又是自然衰老的过程。

4. 低体重指数和身体成分变化 慢阻肺病患者生活质量受到影响，常有饮食不规律、钙摄入不足的情

骨质疏松 原因 防治

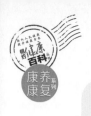

况，更容易出现营养不良的状态。也有研究表明，在慢阻肺病患者中肌肉质量被优先消耗。综上，低体重和低肌肉质量都增加了骨质疏松的风险。

5. 慢性全身炎症的潜在作用　慢阻肺病是全身慢性炎性疾病，血液循环中的炎症介质可能对患者的骨代谢产生作用，造成骨质流失及肌肉萎缩。

慢阻肺病患者如何预防骨质疏松

1. 戒烟。

2. 检测骨密度，了解是否已存在骨质疏松。

3. 除急性加重期外，尽量避免或减少口服糖皮质激素。

4. 多食富含钙的食物　检测血钙、维生素 D 含量，根据结果适量补充钙剂和维生素 D。

5. 适当运动　已经确诊骨质疏松症的患者不建议做剧烈或大幅度的运动，防止骨折。

（刘　琳）

5. 为什么慢阻肺病患者
肺结节的发生率比较高

关键词

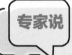

肺结节是一个影像学名词，它可以是炎症，也可以提示支气管肺癌。那么，慢阻肺病患者的肺结节究竟是哪一种，为什么发生率会高于正常人呢？

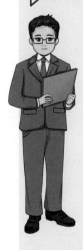

专家说

慢阻肺病患者出现肺结节与慢阻肺病本身有密切的关系。它的形成主要有以下原因：①大部分慢阻肺病患者都有长期吸烟史，吸烟会造成气道炎症改变，引起肺损伤，进而产生肺组织瘢痕修复现象，也就是肺结节；②慢阻肺病是一种炎性疾病，反复的下呼吸道感染也可能会形成炎性结节。

慢阻肺病患者的肺结节有没有可能是肺癌前兆

据调查，每年约有 1% 的慢阻肺病患者会患肺癌。这是因为吸烟和慢性炎症的刺激是慢阻肺病和肺癌的共同危险因素。烟草烟雾中含有焦油、尼古丁等多种致癌物质，可引起 DNA 损伤，导致正常细胞的基因发生变异，促使癌细胞形成。另一方面慢性炎症可以引起氧化应激、免疫抑制微环境的形成，导致细胞不受正常的生长和死亡控制，进而促进肺癌的发生发展。

肺结节　支气管肺癌　炎性结节

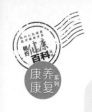

慢阻肺病患者如何避免肺结节的发生

1. 戒烟 吸烟是慢阻肺病的主要诱因之一，也是导致肺结节的重要因素之一。因此，慢阻肺病患者应该尽早戒烟，避免二手烟暴露。

2. 规律规范使用吸入药物 吸入药物可以有效缓解慢阻肺病的症状，提高生活质量。规律使用吸入药物可以减少慢阻肺病病情的恶化，从而降低肺结节的发生率。

3. 做好肺康复 慢阻肺病患者可以通过肺康复锻炼提高肺功能，增强身体免疫力，从而减少肺结节的发生。

4. 预防感染 慢阻肺病患者应该注意预防感染，避免感冒、肺炎等呼吸道感染，从而减少肺结节的发生。

当慢阻肺病患者发现自己有肺结节时应该怎么办

1. 应该尽早咨询医生或专业医疗机构，进行进一步的检查和诊断。

2. 如果医生判定结节是良性，可每年定期复查。如果怀疑是恶性结节，则需要进一步检查，如进行增强 CT、PET/CT、穿刺活检等。如果医生不确定结节的性质，要在 3 个月后到半年内再次复查，根据复查的结果进行判断。

（刘　琳）

6. 为什么慢阻肺病
患者容易**误吸**

误吸是指在进食或非进食的吞咽过程中，固体食物、分泌物、血液或其他液体等进入到声门以下的呼吸道的过程。轻则表现为急促的咳嗽，重则引起坠积性肺炎、呼吸困难甚至窒息而危及生命。

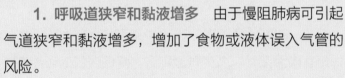

慢阻肺病患者容易误吸的主要原因

1. 呼吸道狭窄和黏液增多　由于慢阻肺病可引起气道狭窄和黏液增多，增加了食物或液体误入气管的风险。

2. 肺部炎症和感染　慢阻肺病患者常伴随肺部炎症和感染，导致呼吸道对异物的防御能力减弱，增加了误吸的可能性。

3. 呼吸肌疲劳　慢阻肺病导致呼吸急促，使呼吸肌易疲劳，降低了患者的咳嗽和吞咽能力，从而增加了误吸的风险。

4. 药物治疗的影响　部分慢阻肺病患者接受雾化或吸入药物治疗，这些治疗可能影响咳嗽反射，使患者更容易发生误吸。

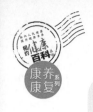

为有效降低误吸发生的风险，慢阻肺病患者可以怎么做

1. **呼吸康复训练** 定期呼吸康复训练，包括呼吸肌力量训练和呼吸控制练习，提高呼吸道稳定性和呼吸肌控制能力。

2. **戒烟和药物管理** 戒烟以及合理使用支气管扩张剂和激素，维护呼吸道通畅，降低误吸风险。

3. **饮食调整** 避免进食过快或过量进食，可以选择软食、易于咀嚼的食物，减少误吸的风险。

4. **体重管理** 维持适度的体重有助于减轻肺部负担，降低误吸的风险。

5. **家庭环境管理** 在家中采取措施，如使用空气净化器、保持室内清洁，以减少气道刺激，降低误吸的可能性。

6. **家庭急救培训** 患者及其家人可以接受急救培训，了解在误吸事件发生时应该如何迅速采取行动，以降低紧急情况下的风险。

（刘　琳）

7. 为什么慢阻肺病患者容易 并发呼吸道感染

呼吸道感染包括上呼吸道感染（如感冒）和下呼吸道感染（如支气管炎、肺炎）。这些感染通常由细菌、病毒或其他微生物引起，会导致呼吸道的炎症反应。由于慢阻肺病患者本身的呼吸系统受损，感染可能更为严重，带来更多的不适和并发症。

关键词 上呼吸道感染 支气管炎 肺炎

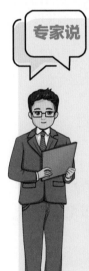

专家说

慢阻肺病患者容易并发呼吸道感染的主要因素

1. **存在气道慢性炎症**　气道慢性炎症导致气道抵御能力减弱，更易发生感染。

2. **呼吸道清除能力减弱**　在正常情况下，呼吸道会通过咳嗽、纤毛运动等方式清除分泌物，保持呼吸道通畅。而在慢阻肺病患者中，由于肺功能下降、肺部残留气体增多等因素，导致呼吸道清除分泌物能力减弱，气道更容易受到微生物的侵袭。

3. **免疫系统功能下降**　慢阻肺病患者的免疫系统受损，使其难以有效应对细菌和病毒的攻击，增加了感染的风险。

4. **共患其他疾病**　老年患者，如伴有心血管疾病、痴呆、长期卧床等问题，可能进一步削弱患者的

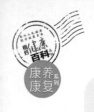

整体健康状况，增加了呼吸道感染的风险。

以下建议有助于慢阻肺病患者降低呼吸道感染的风险

1. 保持良好的手卫生习惯。

2. 避免接触有感染的人群　尽量避免与感染呼吸道疾病的人密切接触。避免前往拥挤的公共场所，特别是在流行性感冒的流行季节。

3. 定期体检、复查　定期复查，确保慢阻肺病状况得到有效管理。接受必要的疫苗接种，如流感疫苗和肺炎链球菌疫苗，以提高免疫力。

4. 积极参与呼吸康复计划　参与呼吸康复训练，提高肺功能。

5. 及时就医　在出现呼吸道感染症状时，及时就医，并遵循医生处方，按时规范使用药物。

6. 日常护理　均衡饮食，摄入足够的营养，特别是富含维生素的食物。避免不良的生活方式，如大量吸烟、酗酒等。

（刘　琳）

8. 慢阻肺病患者患**肺炎**怎么办

慢阻肺病是一种异质性肺部疾病，其特征是由于呼吸道异常（支气管炎、毛细支气管炎）和／或肺泡异常（肺气肿）引起的慢性呼吸道症状，导致持续的、进行性的气流阻塞。肺炎是指终末气道、肺泡和肺间质的炎症，可由病原微生物、理化因素、免疫损伤、过敏或者药物引起。人们通常提到的肺炎多指微生物感染引起的肺炎，常见细菌性肺炎，近年来，病毒性肺炎也成为威胁人们健康的常见原因。此外，慢阻呼吸系统疾病合并侵袭性肺真菌感染也有增多趋势。

慢阻肺病患者要更加警惕肺炎

慢阻肺病与肺炎存在恶性循环，慢阻肺病气道慢性炎症状态导致气道上皮受损，同时免疫屏障因固有免疫和特异性免疫功能下降导致防御力下降，不论是对细菌还是病毒，较健康人群均更加易感。慢阻肺病患者发生肺炎的危险性在于，原有的肺功能障碍加重，导致呼吸困难症状进一步加重，甚至发生呼吸衰竭等危重症，死亡率也较普通人群高；且因气道慢性炎症的存在，呼吸道修复能力差，病程持续时间长，恢复慢。

如何判断是否有肺炎的可能

一般当慢阻肺病患者出现发热、咳嗽咳痰增加，

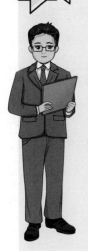

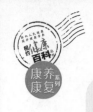

或咳脓性痰、呼吸困难加重等症状时，需要警惕肺炎的发生。慢阻肺病合并肺炎往往会导致呼吸衰竭、心力衰竭甚至多器官功能衰竭，患者的预后差，死亡风险也显著增加，稍有延误都会导致生命危险。当慢阻肺病患者发生肺炎时一定要尽早就诊，进行综合性治疗，既要控制慢阻肺病病情又要控制感染。

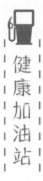

健康加油站

慢阻肺病患者如何预防肺炎的发生

1. 注射疫苗 包括肺炎链球菌疫苗和流感疫苗。肺炎链球菌疫苗全年都可接种，接种后的保护性抗体水平至少可以维持 5 年。接种流感疫苗的最佳时机是在每年的流感季节开始前，在我国，冬、春季是每年的流感季节，因此，9 月、10 月是最佳接种时机。

2. 适当的体育锻炼 根据患者自身的耐力情况，进行合理运动，也是增强机体抵抗力的方法。

3. 合理饮食 均衡的营养摄入是维持机体良好状态的基础。

（柴书坤）

9. 为什么慢阻肺病患者患肺炎后
抗感染治疗效果差

关键词

慢阻肺病急性加重是一种急性事件，慢阻肺病患者呼吸困难、咳嗽、咳痰症状加重，症状恶化发生在 14 天内，可能伴有呼吸急促和 / 或心动过速。最常见的病因是呼吸道感染，目前认为病毒感染、空气污染等因素加重气道炎症，进而诱发细菌感染是慢阻肺病急性加重主要发病机制。

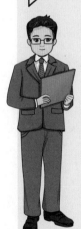

专家说

慢阻肺患者患肺炎常见病原体

1. 病毒感染 是慢阻肺病急性加重的主要触发因素，几乎 50% 慢阻肺病急性加重患者合并上呼吸道病毒感染，常见病毒为鼻病毒、呼吸道合胞病毒和流行性感冒病毒。

2. 细菌感染 40%~60% 的慢阻肺病急性加重患者可以从痰液中分离出细菌，常见的三种病原体是流感嗜血杆菌、卡他莫拉菌和肺炎链球菌，其次为铜绿假单胞菌、肺炎克雷伯菌、金黄色葡萄球菌和副流感嗜血杆菌等。

3. 非典型病原体感染 非典型病原体也是慢阻肺病急性加重不容忽视的因素，其中肺炎衣原体是一个重要病原体。

慢阻肺病患者肺炎后抗感染治疗效果差

1. 慢阻肺病患者不同于正常人肺炎感染，其本身由于气道永久性慢性炎症状态造成的物理屏障和免疫屏障双重受损状态，易导致病原体感染。

2. 慢阻肺病病情进展加重也会导致气道病理重构、损伤加剧，呼吸道感染又是慢阻肺病急性加重或进展的首要原因，所以两者容易互相促进恶性循环。

3. 从慢阻肺病的病理生理改变看，包括气道和肺实质慢性炎症所致黏液分泌增多、气流受限和过度充气、气体交换异常、肺动脉高压和肺源性心脏病以及全身不良反应。黏液分泌增多和纤毛功能失调导致慢性咳嗽、咳痰；慢阻肺病患者气道处于高张高阻和过度充气的状态。所以慢阻肺病患者发生肺炎，往往较非慢阻肺病患者抗感染治疗效果更差。

（柴书坤）

10. 为什么慢阻肺病延误治疗会

影响多器官功能

慢阻肺病早期患者一般没有症状或仅在活动后轻度气短，使很多人意识不到该病的危害。随着病程的进展，患者常出现咳嗽、咳痰、

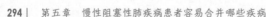

呼吸困难等症状，活动耐力逐步下降，疾病严重时甚至会影响洗澡、刷牙、穿衣等日常生活。慢阻肺病的呼吸气流受阻会越来越重，从而引起缺氧。缺氧对全身各个系统都有影响，不仅让呼吸系统受累，还累及骨骼肌肉、心脏等全身多个器官，发展成肺源性心脏病，最终导致呼吸衰竭和多器官衰竭而死亡。

专家说 **慢阻肺病的治疗关键在于早诊断、早预防以及早治疗**

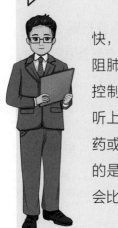

研究表明，早期慢阻肺病患者肺功能下降速率最快，慢阻肺病早期是疾病干预的最佳时期，以缓解慢阻肺病症状，延缓肺功能减退，降低急性加重风险，控制疾病进展。很多患者觉得慢阻肺病是慢性疾病，听上去没有多大的危害，误认为症状不严重，无须用药或停止用药。慢阻肺病患者使用吸入药物的主要目的是延缓肺功能下降，如果不规律用药，肺功能下降会比正常人快很多。

随着疾病进展，气道阻塞、肺实质和肺血管床的破坏加重，使肺通气和换气功能进一步下降，导致低氧血症及高碳酸血症。长期慢性缺氧可引起肺血管广泛收缩和肺动脉高压，肺血管内膜增生、纤维化和闭塞造成肺循环重构。慢阻肺病后期出现肺动脉高压，进而发生慢性肺源性心脏病及右心功能不全，慢性炎症反应的影响不仅局限于肺部，亦产生全身不良影响。慢阻肺病患者发生骨质疏松、抑郁、慢性贫血、代谢综合征及心血管疾病的风险增加。

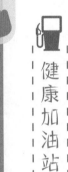

关键词

肺癌 危险因素

慢阻肺病患者急性加重的危害

慢阻肺病急性加重属于病程中剧烈波动状态，严重者可发生呼吸衰竭，此时全身重度缺氧造成有氧代谢下降，机体细胞功能受损造成各器官功能受到严重影响。同时酸碱失衡、内环境紊乱加剧了多器官功能受损甚至有衰竭致死的风险。

健康加油站

慢阻肺病就像高血压、糖尿病一样需要长期治疗，坚持使用吸入药物治疗，可以达到舒张支气管和抗炎的作用，建议患者遵医嘱定时定量使用药物，不能自行停药。

（柴书坤）

11. 患**慢阻肺病**，
会不会患**肺癌**

肺癌是全球恶性疾病死亡的主要原因，肺癌的死亡人数超过结肠癌、乳腺癌和前列腺癌，且每年估计造成全球 160 万人死亡。慢阻肺病和肺癌具有共同的危险因素，慢阻肺病也是肺癌的独立危险因素，肺癌是慢阻肺病常见的并发症和主要死因。有证据表明，慢阻肺病和肺癌之间的关联已在一些流行病学和观察性队列研究中得到了系统的证实。这两种疾病的共同来源似乎不只与烟草接触。慢阻肺病中存在的遗传易感性、DNA 甲基化的表观遗传变化、局部肺组织慢性炎症和异常的肺修复机制也被认为是肺癌发展的最重要的潜在因素。气流阻塞的肺活量受损严重程度是否与肺癌发展的更大风险直接或负相关仍存在争议。

肺癌的常见危险因素

年龄 >50 岁、吸烟 ≥ 30 包 / 年、CT 提示肺气肿、FEV_1/FVC<0.7、BMI<25kg/m^2、肺癌家族史。在慢阻肺病患者中，肺气肿与肺癌的关联性比气流受限与肺癌的关联性更强。

如何早期发现肺癌

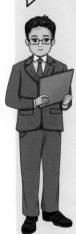

戒烟是肺癌的主要预防措施。低剂量 CT 筛查有助于肺癌的早期筛查。以下为《中华医学会肺癌临床诊疗指南（2023 版）》推荐的肺癌筛查人群。

1. 年龄 ≥ 45 岁。

2. 同时含有以下危险因素之一：吸烟量 ≥ 20 包年；二手烟或环境油烟吸入史；职业致癌物质暴露史；个人肿瘤史；一二级亲属肺癌家族史；慢性肺部疾病史。

3. 建议筛查间隔时间为 1 年。

（柴书坤）

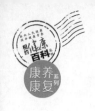

12. 慢阻肺病会不会影响

肺癌的化疗和放疗

化学药物治疗　放射治疗

慢阻肺病是由于长期吸入可能损害气管、支气管的有毒有害气体和颗粒物所致的炎症性疾病，在气管、支气管细胞受到不断损伤的过程中，有一些细胞会发生恶变。当人体免疫力正常时，这些恶变的细胞基本上都会被及时清除，但有一些恶变细胞会成为"漏网之鱼"，最终形成肺癌。

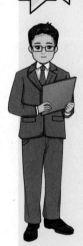

慢阻肺病对肺癌化疗和放疗的影响

1. 化疗　是化学药物治疗的简称，是利用化学药物阻止肿瘤细胞的增殖、浸润、转移，直至最终杀灭肿瘤细胞的一种治疗方式。它是一种全身性治疗手段，和手术、放疗一起，并称为肿瘤的"三大治疗手段"。稳定期慢阻肺病患者经医生评估后可接受化疗，如果是急性加重期，存在感染，患者体力状态评分差等情况下，则需要先治疗慢阻肺病及其并发症，病情稳定后才能化疗。

2. 放疗　是放射治疗的简称，借助放射线治疗肿瘤，属于一种局部治疗方法。放疗有一定的副反应，除导致常规的恶心、呕吐、乏力、白细胞减少以外，放射线还可能损伤患者的正常肺组织导致放射性肺炎。

研究表明，慢阻肺病合并肺癌的患者相对于其他人群更容易患放射性肺炎，而放射性肺炎反过来会使本已受损的肺功能降低更多。因此，在放疗过程中，应根据患者的肺功能变化情况，及时调整治疗方案，以达到最佳的治疗效果。

慢阻肺病对肺癌靶向治疗和免疫治疗的影响

靶向治疗和免疫治疗是全身治疗的新方法。当有多种药物可供靶向治疗时，慢阻肺病患者应尽可能选择肺毒性低的靶向药物。免疫治疗时应考虑肺癌的临床分期、病理类型、体力状态评分和慢阻肺病状态。当慢阻肺病处于稳定期时，可以应用免疫单药或免疫联合治疗。

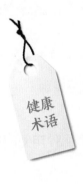

健康术语

靶向治疗

靶向治疗是以肿瘤细胞具有的特异性的分子为靶点，应用分子靶向药物，特异性地阻断该靶点的生物学功能，从分子水平逆转肿瘤细胞的恶性生物学行为，从而达到抑制肿瘤生长的目的。

免疫治疗

免疫治疗指使用免疫检查点抑制剂，在一定程度上提高人体免疫系统的识别功能，利用人体的免疫细胞，起到杀伤肿瘤细胞的作用。

（戴然然）

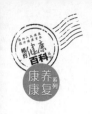

13. 为什么慢阻肺病患者在**手术前**需要进行**肺功能评估**

关键词

手术　肺功能评估

慢阻肺病是一种呼吸系统慢性疾病，一般无须手术治疗，但如果遇到一些其他疾病需要手术，则要充分权衡患者肺功能下降对手术的影响，判断这类患者能否手术。慢阻肺病患者术后并发症的发生率与病情的严重程度和并发症的种类有关。手术部位是重要的影响因素，胸部手术和上腹部手术危险性最大。同时，手术的麻醉方式也很重要。对慢阻肺病而言，术前手术风险评估极其重要，评估主要根据病史、体格检查、胸部 X 线、肺功能检查综合判断。其中肺功能检查比较重要，特别是要进行肺切除的慢阻肺病患者。

专家说

肺功能检查一般包括哪些项目

1. 肺通气功能　用力肺活量、第 1 秒用力呼气容积、一秒率、最大通气量。

2. 肺一氧化碳弥散量（D_LCO）。

3. 心肺运动试验。

4. 静息时动脉血气分析。

FEV_1 预计值是预测手术风险的独立危险因素，目前总体认为术前 $FEV_1<2$ 升或 <50% 预计值，和 / 或

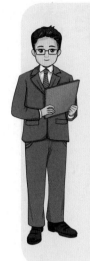

$D_LCO<50\%$ 的患者，肺切除术后呼吸衰竭的发生率较高。

术前肺功能评估的目的

使用无创或者微创的方法，准确评估患者肺功能，预测患者接受根治性手术后围手术期并发症的风险及远期生存风险，为外科手术切除范围决策提供依据。根据评估结果，采取有效防治措施，从而降低相关并发症发生率，提高远期生活质量。

健康加油站

肺功能检查的局限性

某些特殊患者无法配合肺功能检查，如骨科患者往往处于平卧位，无法坐立完成肺功能检查；近 3 个月内发生脑卒中、急性心肌梗死、严重心律失常的患者也无法行肺功能检查，上述情况只能由临床医生综合评估患者能否耐受手术。

肺功能检查的禁忌证

1. 咯血及活动性肺结核。

2. 未经胸腔引流的气胸。

3. 心血管疾病或近期有心肌梗死或肺栓塞，因为用力呼吸测试可能会诱发心绞痛或引起血压改变。

4. 近期进行眼部手术，如白内障。

（柴书坤）

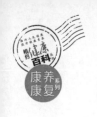

14. 慢阻肺病患者在进行**手术****时需要注意什么**

　　手术患者合并慢阻肺病会使术后发生肺部并发症以及心脏、肾脏等肺外器官并发症的风险增加，并导致住院时间延长、医疗费用提高、围手术期死亡率增加。

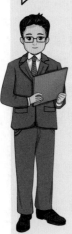

慢阻肺病患者进行手术时的注意事项

　　1. 术前戒烟　吸烟是术后肺部感染的重要危险因素，不仅显著增加术后心肺并发症的发生率，还会增加围手术期的死亡风险。建议术前至少戒烟 4 周。

　　2. 加强营养支持　慢阻肺病患者因呼吸困难而做功较多，约 1/3 的患者合并某种程度的营养不良，这些患者需要加强营养支持。首选口服营养支持，目标是维持体重指数在 $20\~25kg/m^2$。体重指数低与慢阻肺病者不良预后相关。加强营养支持可以显著增加慢阻肺病患者的体脂量和肌力，提高生活质量。

　　3. 康复训练　适用于中度以上慢阻肺病患者，内容包括：①教育患者使用正确的咳嗽、排痰方法和缩唇呼吸等；②心肺功能训练，包括伸曲训练、力量训练和有氧运动等。康复训练应根据个体情况，在专业人员的指导下逐渐进行。即使存在气短症状，也应鼓励患者进行康复训练。肺部康复训练可以减少慢阻肺病患者的住院次数。术前进行心肺功能训练可有效提高慢阻肺病患者的活动耐量、降低其术后肺部并发症的发生率。

4. 术后镇痛 有效的咳嗽排痰及早期活动有助于减少慢阻肺病患者术后并发症。为避免患者因剧烈疼痛而不敢咳嗽、活动，应给予持续有效的镇痛，尤其在开腹手术后。

5. 术后早期活动 术后早期活动有助于促进康复。对于合并慢阻肺病的肺部手术患者，术后运动训练（从术后第 1 天起至术后 3~4 周）可增加活动耐量，提高生活质量。对于腹部大手术患者，术后进行有氧运动（踏步机）可减少呼吸道感染，缩短住院时间，并改善活动耐量。慢阻肺病患者术后应尽早离床活动，并循序渐进地增加活动量。

（柴书坤）

15. 为什么慢阻肺病患者容易 **合并肺栓塞**

慢阻肺病患者发生静脉血栓栓塞症（肺栓塞和深静脉血栓）的风险与非慢阻肺病患者相比高 2~4 倍，不明原因的慢阻肺病急性加重

患者发生静脉血栓栓塞症的概率与原因明确者相比高 3 倍。慢阻肺病患者尸检发现肺栓塞的比例高达 28%~51%。

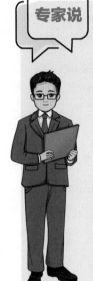

专家说

慢阻肺病合并肺栓塞形成的危险因素

血液高凝状态、血管内皮损伤及血液瘀滞是血栓栓塞形成的"三要素",而在慢阻肺病患者中这些因素常持续存在。

1. 慢阻肺病急性加重期患者根据病情常需要使用类固醇激素进行抗炎、平喘治疗,但类固醇激素的使用诱导了血液的高凝性。

2. 慢阻肺病患者多有缺氧,急性加重时更加明显,低氧血症刺激骨髓,使红细胞生成代偿性增加,进而导致红细胞增多症,血液淤滞,增加肺栓塞形成风险;且缺氧导致肺血管改变,包括血管内壁增厚、小动脉硬化、血管阻力增加、血流停滞。

3. 慢阻肺病急性加重期患者更易出现下呼吸道感染,此时 C 反应蛋白、纤维蛋白原、肿瘤坏死因子等炎症介质较稳定期显著增加,而这些介质可促进肺栓塞形成。

4. 慢阻肺病患者肺功能差、活动受限、长期卧床,尤其在急性加重期更加严重。此外,慢阻肺病患者常合并心力衰竭、缺血性心脏病、慢性肾脏病等,使肺栓塞形成风险进一步增加。

慢阻肺病合并肺栓塞的风险大吗

　　慢阻肺病合并肺栓塞发病率较高、预后差，无典型临床表现，容易漏诊。与单纯慢阻肺病和单纯肺栓塞相比，慢阻肺病合并肺栓塞的病情更为复杂，死亡率和肺栓塞的复发率均会升高，提示预后不良。对于慢阻肺病建议常规与肺栓塞进行鉴别诊断，而针对明确合并肺栓塞的慢阻肺病患者需要立即予以抗凝治疗。

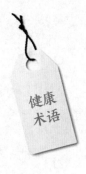

健康
术语

肺栓塞

　　肺栓塞是内源性或外源性栓子阻塞肺动脉引起肺循环障碍的临床和病理生理综合征，包括肺血栓栓塞症、脂肪栓塞、羊水栓塞、空气栓塞、肿瘤栓塞和细菌栓塞等。

深静脉血栓形成

　　深静脉血栓形成是引起肺栓塞的主要血栓来源，多发于下肢或者骨盆深静脉，脱落后随血流循环进入肺动脉及其分支。

（柴书坤）

二

慢性阻塞性肺疾病
其他系统并发症

16. 为什么慢阻肺病患者
容易出现**消化不良**

关键词

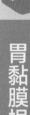

胃黏膜是体内血供较为丰富的组织，对缺氧十分敏感；而慢阻肺病由于其气流受限的疾病特点，很容易造成机体长期处于缺氧状态，因此，慢阻肺病患者较容易合并胃黏膜损伤。临床上以慢性咳嗽、咳痰、气促、喘息等呼吸道症状合并上腹部饱胀不适、餐后加重、无规律性腹部隐痛、嗳气、反酸、烧灼感、食欲缺乏、恶心、呕吐等一系列消化不良表现为特征。

专家说

慢阻肺病消化不良和缺氧相关，除此以外，还有多种因素，需要根据不同的病因进行治疗。

1. 食管反流病 慢阻肺病患者常合并食管反流病（gastroesophageal reflux disease，GERD），其是慢阻肺病急性加重的独立危险因素。GERD 患者常有胃灼热、反酸、吞咽疼痛和吞咽困难的症状，引起消化不良。质子泵抑制剂常用于 GERD 的治疗。有研究显示，质子泵抑制剂可以降低急性加重的风险，但对于预防急性加重的价值仍存在争议。

2. 呼吸衰竭 慢阻肺病患者存在阻塞性通气功能障碍，代谢产生的二氧化碳不能顺利排出，机体处于缺氧状态，长此以往会发生呼吸衰竭。此时患者胃黏

膜缺血，同时卧床休息时间较长，胃肠蠕动缓慢，均会影响消化功能，表现为食欲缺乏、消化不良。呼吸衰竭患者酸碱平衡紊乱，也会引起消化功能障碍。

3. 心功能不全 尤其是合并肺动脉高压、肺源性心脏病的患者，感觉胃部胀，食物难以消化，这是因为胃肠的血液回到右心，通过右心再到肺部，在肺泡周围进行氧的有效交换。慢阻肺病患者由于肺动脉高压，血液通过右心室到肺动脉过程受到阻碍，这时血液就会瘀滞在胃肠道。血液淤滞导致胃肠道功能紊乱，出现各种各样的胃肠道不适症状。

4. 药物刺激肠胃 慢阻肺病患者无论在疾病稳定期还是急性加重期，都需要应用药物治疗。同时，很多慢阻肺病患者合并其他疾病，如心脏疾病、骨质疏松等，治疗期间需要多种口服药物。有部分药物可能会对肠胃造成刺激，导致上腹饱胀，食欲缺乏。

因此，若慢阻肺病患者出现消化不良的情况，应该积极寻找原因，纠正心肺功能，同时到消化专科咨询。

（戴然然）

17. 为什么慢阻肺病和冠状动脉粥样硬化性心脏病的治疗存在矛盾

心血管疾病是慢阻肺病最重要的并发症，慢阻肺病患者合并的心血管疾病包括高血压病、冠状动脉粥样硬化性心脏病、充血性心力衰竭、心律失常、外周性动脉疾病、心绞痛、心肌梗死、肺栓塞等。慢阻肺病与冠状动脉粥样硬化性心脏病的临床表现类似，当两者合并存在时，往往造成漏诊或对病情的低估。

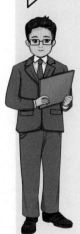

冠心病是冠状动脉粥样硬化性心脏病的简称，随着冠状动脉粥样斑块的增大，会导致冠状动脉狭窄，引起心肌供血不足，缺血性心脏病的发生。对于合并缺血性心脏病的慢阻肺病患者应分别按慢阻肺病指南与缺血性心脏病指南进行治疗。冠状动脉粥样硬化性心脏病的治疗药物包括 β 受体阻滞剂，慢阻肺病的治疗主要依赖 β 受体激动剂，听上去两者互相矛盾，让患者不知所措。

针对患者普遍存在的困扰，我国《慢性阻塞性肺疾病诊治指南》提出，慢阻肺病患者缺血性心脏病的治疗，无论是治疗心绞痛或是心肌梗死，应用高选择

性 β_1 受体阻滞剂治疗是安全的，如有应用指征，可降低慢阻肺病患者的死亡率和慢阻肺病急性加重的风险，可能有心肺功能双重保护的作用，其临床获益高于潜在风险。同时应遵循慢阻肺病的治疗常规，合并不稳定型心绞痛时应避免使用高剂量的 β_2 受体激动剂，无论吸入还是口服。总体来说，吸入 β_2 受体激动剂的不良反应远低于口服剂型。相对常见的不良反应有窦性心动过速、肌肉震颤（通常表现为手颤）、头晕和头疼。不常见的有口咽部刺激。罕见的不良反应有心律失常、异常支气管痉挛以及心力衰竭人群的氧耗增加，与噻嗪类利尿剂联用可能出现低钾血症。文献报道，吸入长效 β_2 受体激动剂在合并心血管疾病的慢阻肺病患者中仍有较好的安全性，合并心血管疾病的稳定期慢阻肺病患者无须更改吸入剂类型。

因此，对于合并冠状动脉粥样硬化性心脏病、缺血性心脏病的慢阻肺病患者，稳定期在专科医生的指导下，可以吸入含长效 β_2 受体激动剂的药物治疗慢阻肺病，同时应用口服 β_1 受体阻滞剂治疗控制心率，保护心脏。究竟如何综合治疗，要根据患者自身情况，并听取专科医生的建议决定。

（戴然然）

18. 为什么有的慢阻肺病患者合并**肝硬化**时**长期家庭氧疗**很难提升到满意的血氧水平

肝硬化是临床常见的慢性进行性肝病，由一种或多种病因长期或反复作用形成的弥漫性肝损害。在我国，大多数为肝炎后肝硬化，少部分为酒精性肝硬化和血吸虫性肝硬化。晚期慢性肝病患者，出现呼吸困难时要警惕肺部并发症。

专家说

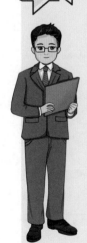

慢阻肺病患者本身有咳嗽、咳痰、动则气促的表现，在有临床指征的情况下应用长期家庭氧疗（一般经鼻导管吸入，流量 1.0~2.0 升 / 分钟）可以有效纠正低氧血症，缓解气促症状。如果患者不幸合并肝硬化，氧疗效果就不那么令人满意了，更高的吸氧流量，也不能达到 90% 以上的氧饱和度，呼吸困难难以改善。究其原因，主要有以下因素。

1. 肝硬化患者往往会出现腹水 若腹水量大，使膈肌上抬导致胸腔容积减少，压迫肺导致部分肺不张。尤其是部分患者同时合并胸腔积液，将进一步压迫肺，使气体交换功能不能充分完成，故导致缺氧。

2. 肝硬化合并肝肺综合征 这是在慢性肝病和门

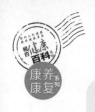

静脉高压基础上出现的肺内血管异常扩张和分流，肺通气血流比例失调，气体交换障碍导致的低氧血症。临床上排除原发心肺疾病后可以观察到肝肺三联征，即基础肝脏病、肺内血管扩张和动脉血氧合功能障碍。临床上主要表现为直立位呼吸困难、低氧血症、发绀。肺气体交换障碍导致的动脉血液氧合作用异常，肺泡 - 动脉血氧分压差上升、低氧血症，是肝肺综合征的重要病理生理基础。肝肺综合征是终末期肝病的严重肺部并发症。在这种情况下，合并慢阻肺病低氧更加难以纠正。若氧疗和高压氧舱治疗无效，可考虑栓塞治疗或者门 - 腔分流术，原位肝移植是肝肺综合征的根本性治疗方法。

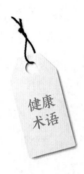

肺通气血流比例

肺通气血流比例是指每分钟肺泡通气量与每分钟肺血流量的比值。正常成人安静状态为 0.84。两者比例适宜，气体交换率高；无论比值增大还是减小，都妨碍了有效的气体交换，可导致缺氧和二氧化碳潴留，但主要是缺氧。

发绀

发绀是指血液中去氧血红蛋白增多使皮肤和黏膜呈青紫色改变的一种表现。这种改变常发生在皮肤较薄、色素较少和毛细血管较丰富的部位，如唇、指（趾）、甲床等。

（戴然然）

19. 慢阻肺病患者出现 **痰中带血丝**或 **咯小血块**该怎么办

痰中带血或者咯小血块的症状，从呼吸科专业角度叫咯血，指喉部以下的呼吸器官（即气管、支气管或肺组织）出血，并经咳嗽动作从口腔排出的过程。

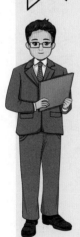

临床上，慢阻肺病患者的主要症状是慢性咳嗽或咳痰、呼吸困难、反复急性加重，痰中带血或者咯血不是常见症状。当出现咯血时，要及时就医，即使是少量咯血，也不能掉以轻心。

慢阻肺病患者咯血可能与下列原因相关。

1. 合并肺部感染 慢阻肺病合并肺部感染时患者会出现痰液增多，咳脓性痰，甚至痰中含少量血丝或者血凝块，同时还会伴随发热或胸痛等全身症状。下呼吸道细菌感染是慢阻肺病急性加重最常见的原因。此外，肺部真菌和结核分枝杆菌感染也会出现咯血。

2. 合并支气管扩张 支气管扩张患者反复咳大量脓痰或咯血，常伴有细菌感染、粗湿啰音、杵状指，

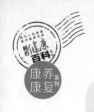

以及胸部 X 线或胸部 CT 示支气管扩张、管壁增厚。对于慢阻肺病合并支气管扩张的治疗，有些患者可能需要更积极、疗程更长的抗感染药治疗。

3. 合并肺栓塞 肺栓塞三联征表现为呼吸困难、剧烈胸痛、咯血，但是由于每个人的身体情况以及病情严重程度不同，有部分患者患病期间没有出现上述三联征表现，或仅表现出 1~2 种。慢阻肺病患者的肺栓塞发病率远高于非慢阻肺病患者，这可能与慢阻肺病患者的呼吸困难、呼吸衰竭、静止不动、肌肉萎缩和血管功能障碍有关。慢阻肺病急性加重可能是肺栓塞发生发展的重要因素，急性加重患者经常使用糖皮质激素治疗，也增加了肺栓塞的发生风险。

4. 合并肺癌 肺癌和慢阻肺病是呼吸系统比较常见的两大疾病，慢阻肺病是肺癌的危险因素，慢阻肺病患者合并肺癌的可能性是肺功能正常人群的 3~6 倍，是肺癌患者非癌症死亡的第二大常见病因。咯血是肺部肿瘤常见的临床表现之一。

慢阻肺病患者来自呼吸道的出血首先考虑由肺部疾病所致，但是同时不要忘记检查上呼吸道和口腔，要排除抗凝药物应用和血小板降低等疾病导致的出血，必要时进行多学科会诊，集思广益。

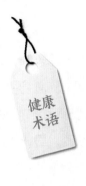

多学科会诊

多学科会诊是由多个学科的资深专家组成一个团队，以共同讨论的方式，为患者制订个性化诊疗方案的过程。

（戴然然）

20. 慢阻肺病合并肺源性心脏病后是不是和冠状动脉粥样硬化性心脏病一样需要服用抗凝药物

慢性肺源性心脏病简称"肺心病"，是由慢性支气管 - 肺疾病，胸廓或肺血管慢性病变所致的肺组织结构和 / 或功能异常，产生肺血管阻力增加、肺动脉高压，使右心室扩张和 / 或肥厚，伴或不伴右心衰竭的心脏病。我国绝大多数肺源性心脏病患者是在慢性支气管炎或肺气肿基础上发生的，患者可逐渐出现呼吸困难、心悸、食欲下降、腹胀等症状。

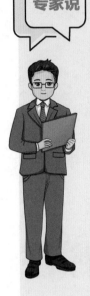

专家说

随着慢阻肺病的进展，慢性缺氧会导致肺小动脉缺氧性收缩，血管内皮细胞功能障碍以及血管平滑肌肥大、增殖，进而出现慢性肺源性心脏病和右心衰竭。因此对于有肺动脉高压的慢阻肺病患者，首先推荐长期家庭氧疗。

长期家庭氧疗一般经鼻导管吸入，流量 1.0~2.0 升 / 分钟，每天大于 15 小时。接受长期家庭氧疗后，在 60~90 天期间内，应对患者的疗效进行重新评估，以判断氧疗是否有效以及是否需要继续治疗。长期家庭氧疗的目的是使患者在海平面水平，静息状态下，达到动脉血氧分压 ≥ 60 毫米汞柱和 / 或使血氧饱和度达到 90%，以维持重要器官的功能，保证周围组织的氧气供应。

肺源性心脏病急性期应积极控制感染，除氧疗以外辅以无创呼吸机甚至气管插管有创机械通气来改善呼吸功能，纠正呼吸衰竭，应用支气管扩张剂和祛痰药物通畅呼吸道。

肺源性心脏病心力衰竭的治疗与其他心脏病导致的心力衰竭的治疗有不同之处，因为肺源性心脏病患者通常在积极控制感染、改善呼吸功能后心力衰竭便能得到改善。但对治疗后无效或较重的患者，可适当选用利尿剂、正性肌力药。肺源性心脏病患者若合并深静脉血栓形成，需要应用抗凝药物。

肺源性心脏病和冠状动脉粥样硬化性心脏病发病机制不同，病理生理过程不同，因此治疗方案不同，抗凝治疗不是必选项，要视具体病情而定。

长期氧疗的指征

接受长期氧疗的慢阻肺病稳定期患者应有如下之一特征：①动脉血氧分压 ≤ 7.3 千帕（55 毫米汞柱），或血氧饱和度 ≤ 88%，伴或不伴有 3 周发生 2 次高碳酸血症的情况；②动脉血氧分压为 7.3~8.0 千帕（55~60 毫米汞柱），患者出现肺动脉高压，外周水肿（有充血性心力衰竭迹象），或红细胞增多症（血细胞比容 >55%）。

（戴然然）

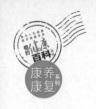

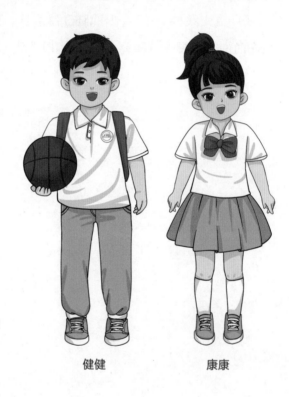

健健　　　　　康康

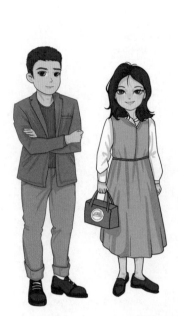

爸爸　　　妈妈

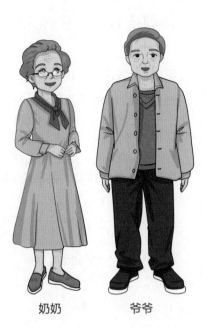

奶奶　　　爷爷

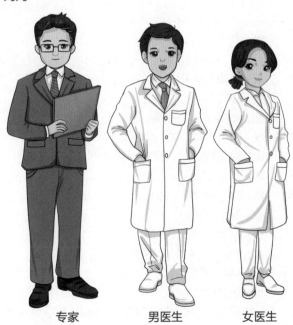

专家　　　男医生　　　女医生

图书在版编目（CIP）数据

慢性阻塞性肺疾病康复怎么办 / 高占成，陈亚红主编 . -- 北京 : 人民卫生出版社，2024. 7. --（相约健康百科丛书）. -- ISBN 978-7-117-36625-0

I. R563.909

中国国家版本馆 CIP 数据核字第 2024AA3721 号

人卫智网	www.ipmph.com	医学教育、学术、考试、健康，购书智慧智能综合服务平台
人卫官网	www.pmph.com	人卫官方资讯发布平台

相约健康百科丛书
慢性阻塞性肺疾病康复怎么办
Xiangyue Jiankang Baike Congshu
Manxing Zusexing Feijibing Kangfu Zenmeban

主　　编：高占成　陈亚红
出版发行：人民卫生出版社（中继线 010-59780011）
地　　址：北京市朝阳区潘家园南里 19 号
邮　　编：100021
E - mail：pmph @ pmph.com
购书热线：010-59787592　010-59787584　010-65264830
印　　刷：北京盛通印刷股份有限公司
经　　销：新华书店
开　　本：710 × 1000　1/16　印张：22
字　　数：285 千字
版　　次：2024 年 7 月第 1 版
印　　次：2024 年 8 月第 1 次印刷
标准书号：ISBN 978-7-117-36625-0
定　　价：72.00 元

打击盗版举报电话：**010-59787491**　**E-mail：WQ @ pmph.com**
质量问题联系电话：**010-59787234**　**E-mail：zhiliang @ pmph.com**
数字融合服务电话：**4001118166**　　**E-mail：zengzhi @ pmph.com**